ÉTUDE

HISTORIQUE ET CRITIQUE

SUR

LE MÉCANISME

DE

L'ACCOUCHEMENT SPONTANÉ

ÉTUDE

HISTORIQUE ET CRITIQUE

SUR LE MÉCANISME

de

L'ACCOUCHEMENT SPONTANÉ

PAR

Le Dr Louis-Antoine DE SOYRE,

ÉLÈVE DES HÔPITAUX DE PARIS.

PARIS

ADRIEN DELAHAYE, LIBRAIRE-ÉDITEUR

PLACE DE L'ÉCOLE-DE-MÉDECINE

1869

ÉTUDE

HISTORIQUE ET CRITIQUE

SUR LE MÉCANISME

de

L'ACCOUCHEMENT SPONTANÉ

HISTORIQUE. — DES CLASSIFICATIONS

L'étude du mécanisme de l'accouchement spontané, c'est-à-dire l'analyse des divers mouvements exécutés par le fœtus dans son passage à travers les voies maternelles, ne remonte pas à de nombreuses années.

Toute l'Ecole grecque et HIPPOCRATE le premier, est complétement muet sur cette matière. On ne trouve dans ses écrits que des préceptes généraux, une division des différents termes de la grossesse qu'il arrive à fixer à sept quarantaines, en ajoutant qu'on peut voir « et le plus et le moins, mais le plus non beaucoup en plus, et le moins, non beaucoup en moins. » Il considère également trois sortes d'accouchements, sans que ce principe ait été formulé textuellement. Ce sont les accouchements naturels, les accouchements difficile et les accouchements laborieux. Les premiers se ré-résument par la présentation de la tête, qu'il considère comme la plus favorable et dans laquelle généralement l'accouchement se termine seul. Les seconds sont représentés par les présentations des pieds et de l'épaule, parce que dans ces deux cas, il faut intervenir soit en repoussant les pieds et cherchant à ramener la tête, soit en repoussant le bras en procidence le plus souvent et en essayant également d'engager la tête la première. Enfin, les accouchements laborieux sont ceux où l'on doit se servir d'instrument pour diminuer le volume de l'enfant, tel que ce ferrement mis au pouce pour pratiquer la détroncation, ou bien encore, lorsqu'on se livrait à des manœuvres violentes comme cette succussion exagérée qu'il ordonne dans les cas où le travail se prolonge considérablement et où l'enfant ne présente pas la tête. On doit saisir la malade par les quatre membres et lui imprimer plus de dix secousses, puis rejeter la patiente sur le lit, la tête en bas, les jambes en haut, afin que le fœtus se retourne et se remette dans la bonne voie.

Ces pratiques bizarres et meurtrières n'ont pas été longtemps suivies, comme nous le verrons dans la suite; mais ce qui est curieux à noter, c'est que cette ébauche de classification a été la seule adoptée pendant bien des siècles et admise généralement par tous les auteurs qui ont écrit avant Baudelocque.

Aristote, loin d'apporter quelques clartés dans la matière, l'a surchargée de contes ridicules qui constituent de sa génération des animaux une sorte de roman plus ou moins ingénieux.

Celse que l'on pourrait considérer comme représentant à lui seul l'Ecole latine, a fait de tels emprunts à Hippocrate et a ajouté si peu de choses aux œuvres de ce grand maître, qu'on peut encore le confondre avec les autres auteurs grecs. Du reste, il parle peu des accidents. Mais dans son chapitre intitulé : « Manière de tirer le fœtus mort du ventre de sa mère, » il donne quelques bons préceptes qui peuvent être suivis en d'autres occasions. Il indique d'une façon assez nette la base de nos divisions actuelles sur les présentations lorsqu'il dit : « La main introduite, on reconnaîtra facilement comment l'enfant est tourné, car il présente ou la tête ou les pieds, ou bien il est placé en travers. » Il considère comme Hippocrate trois genres d'accouchements : les naturels, les difficiles et les laborieux ; division basée sur les mêmes principes que ceux que nous avons énoncés plus haut, et comme eux également sous-entendus d'une façon générale. Ce n'est qu'en lisant attentivement plusieurs chapitres, que l'on peut se pénétrer de l'idée de l'auteur. Avant de terminer ce qui a rapport à Celse, nous citerons une opinion complétement erronée, que l'on retrouve dans ses ouvrages et qui passa longtemps pour une vérité bien démontrée. Celse ne croit pas à la possibilité de l'accouchement naturel, lorsque l'enfant se présente par le siége, aussi conseille-t-il de repousser cette partie et d'aller chercher les pieds. Contrairement à Hippocrate et à bien des auteurs qui suivirent, il ne considère pas comme difficile la terminaison de l'accouchement, lorsque l'enfant présente les pieds. Toutefois, pour lui, l'intervention est nécessaire. « Lorsque l'enfant présente les pieds, il n'est pas difficile de l'extraire en le saisissant par ces parties avec les mains. »

GALIEN a ajouté peu de choses aux maximes d'Hippocrate. Les chapitres dans lesquels il traite de l'accouchement sont assez nombreux, mais il continue à marcher dans la voie tracée par le maître : Ainsi, tous les accouchements dans lesquels la tête ne se présente pas la première, sont considérés par Galien

comme difficiles. Mais on ne rencontre pas de division
même indiquée, comme dans Hippocrate; sauf cette
mention que nous venons de signaler, il n'est pas autrement question des difficultés qui peuvent surgir
pendant le travail de l'enfantement. A la vérité, Galien recommande certains remèdes pour développer les
forces utérines; remèdes qui portent encore la facture
du temps, qui peuvent être rapprochés des bizarres
prescriptions du Père de la médecine. Du reste, toutes
ces choses sont dispersées dans les œuvres de Galien,
entourées de réflexions philosophiques de haute portée, d'où l'on démêle difficilement ce qui appartient
en propre à la médecine. On rencontre encore deux
propositions intéressantes que nous verrons se renou-
veler pendant longtemps et qui avaient pris naissance
avec la médecine hippocratique, peut-être même
avant. Nous voulons parler de la naissance des enfants de sept mois, réputée bien plus heureuse que
celle des enfants de huit mois que l'on avait grand'-
peine à admettre du reste; et de l'écartement des os
pubiens au moment de l'accouchement pour favoriser
le passage de la tête; c'est à ce sujet que Galien s'é-
crit : «Nous devons admirer cette prévoyance de la
nature, sans pouvoir l'expliquer. »

Aétius nous a transmis des préceptes puisés auprès d'une certaine Aspasie, sage-femme de ce temps,
qui avait probablement écrit quelque mémoire sur les
accouchements. Ce livre n'est pas parvenu jusqu'à
nous, mais les extraits que nous en donne Aétius,
font regretter de ne pouvoir consulter cet ouvrage qui
semble résumer les connaissances grecques sur la
parturition. Nous ne trouvons toujours aucune divi-

sion dans les œuvres de l'écrivain grec, qui considère que l'accouchement peut être naturel ou difficile. Dans le chapitre qu'il intitule : « Des causes de l'accouchement difficile, » il en est quelques-unes que je ne puis résister au désir de citer ici, quoique cela m'éloigne un peu de mon sujet. Ainsi, la rétention d'urine ou l'accumulation des matières fécales dans l'intestin, empêchant la tête de descendre, constituent des causes d'accouchement difficile ; de même, lorsque les femmes ne se sont pas préparées, c'est-à-dire lorsque la personne chargée de lui donner des soins n'a pas oint les diverses parties par lesquelles le fœtus doit s'avancer. Lorsque la patiente est une toute jeune fille qui n'a encore que les forces d'une enfant ; lorsqu'une partie du fœtus, la tête, le thorax ou le ventre sont en disproportion avec le reste du corps ; enfin, lorsque l'enfant est tellement faible qu'il ne peut par ses mouvements et ses sauts (saltibus) aider sa mère dans cet acte de délivrance ; enfin, lorsque les pieds se présentent soit seuls, soit avec un bras, lorsqu'un seul pied est engagé et l'autre retenu dans l'utérus ; lorsque l'enfant présente le flanc, le ventre ou le cou. Mille autres causes sont détaillées, qu'il serait trop long d'envisager ici.

Deux autres auteurs ont écrit sur les accouchements ce sont : Soranus d'Éphèse et Moschion ; je ne les envisage pas séparément, parce que les œuvres du premier sont généralement mêlées à celles d'Aétius, dont il vient d'être question. Un mémoire cependant, intitulé *De Utero et muliebri pudendo*, mérite quelque intérêt au point de vue anatomique ; il se trouve réuni aux œuvres de Rufus d'Ephèse, dans l'ouvrage de Haller *Artis medicæ principes*.

Quant à MOSCHION que l'on considère généralement comme le premier auteur qui ait écrit sur les accouchements, d'une façon toute spéciale ; l'édition que nous en avons est, paraît-il, fort incomplète, et du reste on n'y trouve rien de particulier. Il donne la description des crochets employés de son temps pour terminer les accouchements laborieux ou pour extraire un fœtus mort, car suivant l'opinion ancienne, l'enfant ne pouvait alors sortir de la matrice, parce qu'il était, en partie au moins, l'agent de son expulsion. Il recommande encore de faire sortir les pieds lorsque l'on ne peut pas ramener la tête. Comme les auteurs précédents, il considère les accouchements naturels, difficiles et laborieux, et entre dans de grands détails sur des médicaments bizarres, destinés à accélérer le travail de l'accouchement.

Tels sont les documents fournis par l'école greeque sur le sujet qui nous occupe ; la période pendant laquelle les principes de cette époque ont régné exclusivement s'étend depuis Hippocrate jusqu'à Aétius, que l'on place à la fin du ve siècle de notre ère. On est dans l'habitude de faire rentrer dans cette période Paul d'Égine ; mais, pour des motifs que j'exposerai plus loin, je crois que cet auteur doit être plutôt considéré comme le premier de l'école arabe.

Il ne faut pas nous étonner de la pénurie de faits bien observés laissés par ces auteurs, à juste titre si recommandables. A cette époque, les médecins s'occupaient fort peu d'accouchements et n'étaient appelés auprès des femmes que lorsqu'elles se trouvaient

en danger de mort. Cela résulte clairement des conseils qu'ils donnent aux sages-femmes et que l'on retrouve dans tous les ouvrages que nous avons cités.
L'histoire prouve elle-même la vérité de cette assertion en rapportant un arrêt de l'aréopage d'Athènes
qui, après avoir interdit l'exercice de la médecine aux
femmes, se vit forcé par les dames athéniennes de
revenir sur sa sentence. Aussi voit-on, à cette époque,
certaines sages-femmes produire des ouvrages es-
timés, comme ceux de Cléopâtre, dont on trouve un
abrégé dans l'*Harmonia Gynœciorum*, d'Elephantidis,
rapportés par Galien, et d'Aspasie, qui a fourni les
principaux chapitres qu'Aétius nous a transmis sur
les accouchements.

C'est pour cette raison que nous trouvons aussi
peu de documents sur la matière, et les médecins di-
visèrent l'accouchement suivant qu'ils étaient ou non
appelés, en naturels, c'est-à-dire ceux qui, par les
seules forces de la nature, se terminaient seuls, et
dans cette section ils ne considérèrent que les cas où
la tête se présentait, sans distinction de sommet ou
de face; les difficiles, dans lesquels un secours manuel devenait nécessaire, ce sont les accouchements
par le siége, les pieds ou l'épaule. On peut être étonné
de voir figurer dans cette section les présentations de
siége et des pieds; mais on répétait si souvent aux
sages-femmes que dans ces cas l'accouchement ne
pouvait se terminer seul, que sans nul doute, aussitôt
que la position était reconnue, on allait quérir un
médecin qui, de son côté, s'efforçait de manœuvrer
pour changer cette position, réputée si compromet-
tante pour la mère et l'enfant; enfin les accouche-

ments laborieux, dans lesquels on devait se servir d'instruments, crochets de Moschion ou armature d'Hippocrate. Dans cette section étaient rangés les enfants morts dans le sein de la mère, pour la raison que nous avons énoncée plus haut, et en effet il n'est pas un seul des auteurs que nous ayons cités dans lequel on ne trouve un chapitre intitulé : *De la Manière d'extraire un enfant mort du sein de sa mère.*

Paul d'Égine vivait au viie siècle et semble être un des premiers qui se soient occupés sérieusement des accouchements : aussi ses contemporains arabes l'avaient-ils surnommé l'Accoucheur. On est dans l'habitude de le citer comme le dernier des auteurs grecs ; cependant, outre qu'il vivait au commencement de la domination arabe, en lisant ses œuvres, on est frappé de la manière dont il parle des écrivains grecs, qu'il semble traiter parfaitement en étranger. Ses études, qui furent faites pour la plupart à Alexandrie d'après les œuvres des maîtres grecs, ne suffisent pas, à mon avis, pour qu'on lui assigne cette nationalité. Il écrivait évidemment pour d'autres que des Grecs, car chaque fois qu'un objet ou une maladie portait un nom intraduisible littéralement, il ne manque pas de mettre cette phrase sacramentelle : « que les Grecs nomment….. »

Ses œuvres commencent par un chapitre très-étendu sur les accidents des suites de couches, sur la nourrice, le lait, et la manière d'élever les enfants. Deux paragraphes seuls se rapportent au sujet que nous traitons ; l'un est intitulé : *Partus difficilis causæ curatio*, et l'autre : *Partus ex utero qua ratione excititur excindaturque.* Le premier chapitre commence par ces mots : « Les difficultés, à l'accouchement, peuvent provenir soit de la mère, soit de l'enfant, soit des membranes ou d'une cause externe. » Parmi les causes qui rendent l'accouchement difficile et qui tiennent essentiellement à l'enfant, il cite la mauvaise position de ce dernier dans l'utérus : « En effet, dit-il, la position la plus heureuse est lorsque le fœtus présente la tête, les bras étant étendus le long des cuisses, ou bien encore lorsque ce sont les pieds qui arrivent les premiers ; toute autre position est mauvaise et contre nature. » Notons que voici le premier auteur qui ne considère pas la présentation des pieds comme trop défavorable, puisqu'il la place immédiatement après celle de la tête. Le second chapitre que nous avons cité du même auteur roule en entier sur l'emploi des crochets, qui étaient en usage de son temps, d'autant plus que le fœtus mort devait être extrait de cette façon. Quant aux divisions que nous recherchons dans cet historique, elles ne sont pas indiquées, à la vérité, mais il est facile de voir que Paul d'Égine se conformait aux données de ses prédécesseurs, et admettait les accouchements naturels, difficiles ou contre nature, et laborieux.

De tous les auteurs anciens, AVICENNE est peut-être le plus explicite dans ses définitions : « On appelle, dit-il, un accouchement naturel lorsque la tête du fœtus se présente directement à l'orifice de la matrice, les mains étant étendues sur les hanches : dans toute autre position, l'accouchement n'est pas naturel ; cependant celui qui s'en rapproche le plus est lorsque l'enfant présente les pieds d'abord, les mains conservant leur position, étendues le long des côtes. Toutefois, si la tête perd sa rectitude, ou bien si les bras remontent en quittant les côtes, et que les pieds soient sortis, ces choses sont d'un mauvais augure, etc. » Néanmoins Avicenne a suivi l'exemple de ses devanciers en considérant toujours les trois espèces d'accouchements naturels, difficiles et laborieux. Comme eux il fait rentrer dans cette dernière classe la délivrance d'un enfant mort qui ne peut s'aider à sortir, dit-il, par ses propres mouvements, et, s'il indique assez bien quelques présentations, les conseils qu'il donne pour remédier aux difficultés résultant soit d'une présentation de l'épaule, soit de la grosseur du fœtus, soit d'une procidence des deux pieds, sont empreints de la plus grande simplicité et se réduisent souvent à des remèdes ou des mouvements à faire exécuter à la mère.

Albucasis nous a laissé un livre sur les maladies des femmes, dans lequel il traite également de l'accouchement. Fidèle aux principes de son époque, il considère toujours trois sortes d'accouchements, les naturels, les difficiles et les laborieux; ce n'est qu'une répétition des théories d'Avicenne. Pour lui, les os pubis s'écartent au moment de l'accouchement, et le fœtus mort doit être immédiatement extrait du sein de sa mère. A ce sujet, il décrit les instruments en usage de son temps, et s'élève contre l'habitude de laisser aux sages-femmes la pratique des accouchements.

Avant de quitter l'ouvrage d'Albucasis, qui ferme la série des auteurs arabes, qu'il me soit permis de rapporter la première observation de grossesse extra-utérine qui se trouve racontée comme un fait extraordinaire. Il s'agit d'une femme qui croyait avoir perdu son fruit. Ce second enfant subit le même sort que le premier, c'est-à-dire qu'ils restèrent tous les deux dans la matrice. Peu de temps après, il se forma un abcès à l'ombilic, par lequel il sortit du pus et des os. Cet événement étonna fort Albucasis, qui, après maintes réflexions, fut persuadé que les ossements appartenaient aux fœtus, ce qui fut confirmé par ceux qui suivirent. Cette femme guérit parfaitement et vécut plusieurs années ; cependant l'abcès resta fistuleux. L'explication de cet événement ne se trouve pas dans l'auteur arabe ; mais, si l'on poursuit l'étude des accouchements encore pendant bien longtemps, on rencontre des observations semblables, dans lesquelles le fœtus sortait soit par une ouverture accidentelle de la paroi abdominale, soit par le rectum. Pour tous les auteurs qui suivent, cet accident provenait d'une rupture de la matrice : aussi leur étonnement est-il très-grand lorsque les femmes survivent à un semblable accouchement.

Tels sont les documents transmis par l'école arabe, qui a été prépondérante pendant quatre siècles. Nous y trouvons les mêmes erreurs que chez les Grecs : 1° l'ouverture de la symphyse des pubis ; 2° l'obligation d'extraire rapidement l'enfant mort du sein de sa mère ; 3° l'accouchement de sept mois, beaucoup plus favorable pour l'enfant que celui de huit mois. En outre, rien sur l'accouchement spontané, toujours pour la même raison, les médecins ne pratiquant pas ces accouchements. Nous le voyons, tous les auteurs s'élèvent contre les sages-femmes, qui seules avaient le privilége de l'exercice obstétrical, et ceux qui ne demandent pas leur élargissement de la médecine cherchent à les instruire, pour éviter, disent-ils, ces accidents terribles entre des mains inexpérimentées.

Dans les causes reconnues d'accouchements difficiles, nous ne voyons cités par aucun auteur les vices de conformation du bassin. Pour eux la femme est ou trop jeune et la matrice trop petite, ou bien la malade étant en état d'accoucher nourrit un enfant dont la tête est trop volumineuse. Beaucoup de ces erreurs subsisteront encore longtemps. Quant à la disjonction des pubis, l'idée n'a pas pris naissance chez les Grecs; il paraît que le fait est cité dans les livres hébraïques bien des années avant Hippocrate et nous le retrouverons affirmé par des auteurs recommandables, tels que :

Ambroise Paré, que nous aurons occasion de citer plus loin, donne l'opinion générale qui régnait alors sur l'obligation d'extraire le fœtus aussitôt après sa mort. Car, dit-il, le vif chasse le mort ou le mort chasse le vif. Or, comme il pourrait se faire que le mort ne fût pas expulsé assez vite, il est nécessaire de l'extraire le plus rapidement possible, dans la crainte qu'à son tour il ne tue le vif.

Les enfants dans le sein de leur mère, suivant l'opinion du temps, cherchaient à sortir à 7 mois, et s'ils y parvenaient c'est que leur état de force était suffisant pour vivre. De là, l'idée généralement admise de l'heureuse issue de l'accouchement à 7 mois. Si au contraire ils ne pouvaient vaincre la résistance de la matrice, c'est qu'ils étaient trop faibles et avaient alors besoin d'acquérir de nouvelles forces en séjournant dans l'utérus. Ce séjour devait être de deux mois

pour que le fœtus fût en état de vivre, et s'il sortait
avant, c'est-à-dire au 8ᵉ mois, comme son séjour
n'avait pas été suffisamment prolongé, évidemment
l'enfant n'avait pu acquérir ce qui lui manquait à
7 mois dans un aussi court espace de temps et n'était
pas apte à l'existence. Les anciens avaient remarqué
que l'enfant à 8 mois présentait très-souvent le siége,
aussi avaient-ils admis que dans le sein de la mère
la tête était dans la partie supérieure de l'utérus; or,
comme à 9 mois au contraire la tête se présentait le
plus souvent la première, ils en avaient déduit que
l'enfant pour sortir exécutait un mouvement de rotation sur son grand axe, une culbute, qui ramenait la
tête en bas.

J'ai cru devoir donner des explications peut-être un
peu longues pour que l'on se fasse une juste idée de
l'état d'enfance dans lequel se trouvait l'art des accouchements à la fin de la période arabe, c'est-à-dire
vers le milieu du xiiᵉ siècle. Ces erreurs ne vont pas
s'effacer tout d'un coup, et l'école de Salerne ainsi
que celle de Montpellier qui succédèrent aux Arabes
ont vu longtemps encore professer de semblables doctrines.

Les œuvres des maîtres Grecs et Arabes introduits
en Occident au retour des croisades restèrent un
grimoire intraduisible pour le vulgaire. L'immense
autorité des prêtres, l'instruction qu'ils possédaient
seuls à cette époque fit passer entre leurs mains les
pratiques médicales; mais, comme leur caractère ne
permettait aucune effusion de sang, la chirurgie fut
abandonnée aux barbiers, et les accouchements con-
tinuèrent à être l'apanage des matrones, femmes

sans instruction pour la plupart et qui mettaient en pratique une routine transmise de générations en générations.

Les universités, constituées, ranimèrent un peu le zèle, et des hommes supérieurs se livrèrent alors exclusivement aux études scientifiques, sans cependant abandonner les pratiques astrologiques et alchimiques qui constituaient alors l'esprit général de cette époque. L'Italie fut la première qui produisit des œuvres originales, grâce à l'école de Salerne, et au patronage éclairé et considérable que les papes exerçaient dans la Péninsule. C'est ainsi que l'on voit Constantinus, Éros, Barthélemi Montagnana, Jean Baverius, Louis Bonaccioli et d'autres, nous transmettre des exemples fort curieux, bien observés et mal interprétés. Gordon à Montpellier, Jean de Gadesden en Angleterre, et Albert-le-Grand à Paris, suivirent la même voie. Mais tous ces auteurs étaient encore trop rapprochés de l'introduction dans nos pays des œuvres grecques et arabes et on ne trouve dans leurs ouvrages que les applications des doctrines anciennes et la répétition de leurs erreurs. Il faut attendre ainsi plusieurs siècles, et le premier livre réellement original qui doit nous occuper maintenant est de Rhodion, écrivain de Francfort-sur-le-Mein, qui vivait vers l'an 1548. Quatre siècles se sont donc écoulés, pendant lesquels la médecine est restée stationnaire ; ce vaste laps de temps s'est passé au milieu de cette effervescence produite par les croisades. Tous les yeux étaient dirigés vers l'Orient, et lorsque l'on eut conquis les œuvres des maîtres anciens il fallut attendre que les trésors traduits par les prêtres devinssent intelligibles pour les écoliers ; que les écoles se fondassent et que les lumières de l'antiquité répandues dans les universités italiennes, françaises, allemandes et anglaises, inspirassent à des hommes de génie, des observateurs attentifs d'éloquents commentaires, et les guidassent à la recherche de la vérité couverte jusqu'alors d'un voile presque impénétrable.

Eucharus Rhodion, un des premiers auteurs qui aient écrit exclusivement sur les accouchements, donne la description de la position de l'enfant dans le sein de sa mère. La tête est fortement fléchie sur la poitrine, dit-il, tellement qu'elle est en quelque sorte engagée entre les genoux qui de leur côté sont ramenés sur le plan antérieur ; les bras, selon lui, sont placés sur les côtés et les mains engagées dans le jarret. Une figure jointe à sa description rend, du reste, parfaitement compte de sa manière de voir. Le terme de la grossesse est placé par lui au neuvième mois, mais il admet que certaines femmes accouchent au septième mois et que les enfants vivent, tandis que si la délivrance se produit au huitième mois, les enfants sont morts ou peuvent être considérés comme tels, car leur vie est forcément très-courte. Pour soutenir cette opinion il invoque l'autorité d'Avicenne.

Il y a, ajoute cet auteur, deux manières d'enfantements, les uns selon la nature, les autres contre nature. Les accouchements naturels sont ceux qui viennent en temps légitime. La tête de l'enfant doit venir la première, puis le cou, les épaules, les mains qui restent étendues le long des côtés jusqu'aux pieds et ne doivent sortir qu'avec ces derniers. La face doit être tournée de telle façon que l'enfant soit vu couché à l'envers le regard tourné vers le ciel. Appelant en témoignage Albert-le-Grand, il prétend qu'avant le erme l'enfant est tourné de façon que la poitrine et la face soient en rapport avec la colonne vertébrale de la mère; mais au moment d'enfanter il se tourne à l'envers, la tête en bas et la face regardant l'endroit par lequel il va sortir; s'il est placé autrement l'accouchement est surnaturel. De plus, pour que l'accouchement soit naturel il faut qu'il ne dure pas longtemps, mais qu'il s'exécute facilement « et tout d'ung traict. » Citant de nouveau Avicenne, Rhodion rappelle que cet auteur considère comme presque naturel les accouchements dans lesquels l'enfant se présente par les pieds, les bras restant étendus le long du corps. Il n'est pas sans intérêt de citer les différentes positions admises par cet auteur et que l'enfant peut prendre, pour sortir de la matrice, ce que nous appelons aujourd'hui présentation.

1° La tête en bas;

2° Les pieds, les bras étendus le long du corps;

3° Les pieds, les bras relevés sur les côtés de la tête;

4° Un seul pied;

5° De côté, une hanche la première;

6ª Les pieds séparés;

7° Les genoux;

8° Une main;

9° Les deux mains;

10° Le siége;

11° Le dos (région scapulo-dorsale);

12° Les deux pieds et les deux mains ;

13° Le ventre.

Quand à l'enfant mort, comme ses devanciers, Rhodion dit qu'il faut l'extraire ou le faire sortir. Pour cela il indique une foule de médicaments plus bizarres et plus compliqués les uns que les autres. Et si ces moyens ne réussissent pas on doit se servir de crochets, forceps, tenailles, ciseaux, rasoirs, tout un arsenal de barbier et de serrurier.

Sauf quelques points nouveaux, quelques notions plus larges, plus étendues sur les présentations, nous pouvons dire que ce livre n'est que la reproduction des ouvrages d'Avicenne de Rhazès et des auteurs arabes que nous avons déjà cités. Mais on trouve un enseignement capital dans ce petit traité, qui montre combien peu les médecins pouvaient être versés dans les accouchements. C'est que dans son chapitre des accouchements difficiles, tous les préceptes qu'il donne, il les adresse à la sage-femme en disant : la sage-femme devra faire ceci, cela, et lorsqu'il s'explique sur la manière d'extraire l'enfant mort par les instruments, c'est encore à la sage-femme qu'il s'adresse comme opérateur, c'est elle qui devra glisser le crochet dans les organes génitaux et aller le fixer dans l'orbite, la bouche ou sous le menton. Faut-il après cela s'étonner qu'il considère comme un accouchement naturel ce qui arrive si rarement, c'est-à-dire le dégagement de la tête, la face dirigée en haut ; on est plutôt tenté de croire que l'imagination a été son seul maître et que les livres anciens ont plus servi à la rédaction de son mémoire que les observations pratiques.

Jusqu'alors l'anatomie était fort mal connue, les dissections ne se faisaient que sur des animaux et il fallait prendre toutes les précautions imaginables pour faire des études sur le corps humain. C'est en ce temps que Vésale, esprit droit, chercheur infatigable, rendit évidentes les erreurs grossières qui remplissaient les livres de Galien. Il souleva contre lui tous ceux qui en Europe exerçaient la médecine en se conformant aux doctrines anciennes, et sans le patronage impérial qui le couvrit, il eût péri victime de son courage dans les tortures inquisitionnaires.

Ses travaux s'adressent plutôt à l'anatomie en général qu'aux accouchements et nous n'avons pas à nous y arrêter davantage.

AMBROISE PARÉ a emprunté une grande partie de son livre sur la génération aux Arabes, en renouvelant quelques-uns des errements grecs que leurs successeurs avait eu soin de laisser de côté. C'est ainsi qu'Ambroise Paré considère l'accouchement à 8 mois comme très-malheureux pour l'enfant, parce que, dit-il, «la lune est une planète froide qui presse le fruit de façon qu'en bref, il meurt.» On ne voit pas pourquoi la lune à quelque influence sur la naissance à 8 mois, mais Ambroise Paré n'était pas très-clair dans ses explications en général; il donne de ce fait une autre raison qui ne vaut pas mieux que la première et que je ne crois pas utile de citer. L'imagination a joué un grand rôle dans les œuvres de ce maître, il est facile de s'en rendre compte en parcourant son livre des monstruosités. Le même esprit inventif l'a conduit lors de sa description de la position de l'enfant dans l'utérus, aussi ne doit-on pas s'arrêter un

seul instant sur ce chapitre. Il parle de l'accouchement naturel sans le décrire, mais il n'est pas sobre
de remèdes pour favoriser le travail et hâter l'accouchement; remèdes dignes de la médecine hippocratique. Il partage en outre plusieurs des errements que
nous avons déjà signalés, à savoir, que la femme souf-
fre plus pour enfanter une fille qu'un garçon, qu'un
enfant mort ne peut sortir seul du sein de sa mère, car
il ne saurait s'aider, et comme il peut se pourrir, il
faut se hâter de l'extraire avec ou sans instrument.
Dans ce dernier cas et lorsque l'enfant présente le côté
il conseille d'aller chercher les pieds, mais il recommande bien de les amener tous les deux l'un après
l'autre, c'est-à-dire l'un étant obtenu le fixer avec un
lacs, le remonter dans la matrice et retirer l'autre : ceci
forme la classe des accouchements difficiles. Quant
aux accouchements laborieux, il n'en est pas question, quoique notre auteur s'étende assez sur les instruments en usage de son temps, crochets, pinces et
pieds de griffon, arsenal effrayant qui semble plutôt
destiné à quelque torture qu'à la délivrance d'une
malheureuse en douleur.

Ambroise Paré pensait que les os pubis ne s'écar-
taient pas pendant l'accouchement comme on l'avait
dit jusqu'alors, mais Séverin Pineau, dans un ouvrage
publié en 1597, affirme au contraire ce fait et l'appuie
d'une démonstration anatomique à laquelle assistait
Paré, qui avoua dès lors s'être trompé. Voici le cas :
« Après qu'un examen attentif du cadavre d'une
femme pendue dix jours après son accouchement en
1579, eut fait connaître très-distinctement que d'un
côté l'os pubis surpassait le niveau de l'autre, au

moins d'un demi-pouce, et qu'il y avait un travers de doigt d'intervalles d'un os pubis à l'autre ; après que par les divers mouvements qu'on fit faire aux parties on eut vu clairement que les synchondroses qui unissent les os des iles avec le sacrum étaient beaucoup plus lâches que dans l'état normal,.... Ambroise Paré,... à la vue du cadavre, avoua hautement qu'il s'était trompé et a confirmé son aveu dans ses ouvrages. »

Pour ne plus revenir sur cette particularité disons que l'écartement des os pubis au moment de l'accouchement a été professé jusqu'à la fin du siècle dernier. Plusieurs auteurs affirment avoir constaté le fait après avoir entendu un craquement manifeste au moment du passage de la tête fœtale ; Guillemeau, Fabrice de Hilden, Riolan, Spigellius, Harvey, Scultet, Santorini, Morgagni, de Haller, admettaient cet écartement, et quoique Rœderer ait démontré que cette disjonction n'était pas nécessaire, Louis et d'autres auteurs ont combattu cette opinion qui est restée ainsi dans le domaine scientifique.

Mauriceau en 1721 publia son *Traité des maladies des femmes grosses et de celles qui sont accouchées.* Dans cet ouvrage, toujours cité, à plus d'un titre, l'auteur établit une distinction entre les différentes époques où se produit la délivrance ; ainsi il pense que l'accouchement proprement dit n'a lieu qu'à partir du 7e mois, et qu'on doit nommer effluxion ou écoulement, « ce que la femme vuide dans les premiers jours qui suivent la conception» ; expulsion, la sortie du fœtus qui est resté à peu près trois mois dans la matrice, et avortement, si l'enfant à séjourné d'avan_ tage, mais moins de sept mois dans la matrice. Ce terme de sept mois est également aujourd'hui la limite de nos divisions comprenant : l'avortement pour l'expulsion du fœtus avant ce terme, l'accouchement prématuré, lorsque cette expulsion a lieu entre le septième et le neuvième mois et l'accouchement proprement dit au terme normal de la grossesse. En outre, Mauriceau n'admet pas l'écartement des pubis et donne à cet égard des planches et les mesures des diamètres du détroit supérieur qu'il démontre être suffisamment large pour laisser passer la tête fœtale. Comme les auteurs qui l'ont précédé, Rhodion entre autres, il admet que pendant les premiers mois de la grossesse, le fœtus, replié sur lui-même, a la tête en haut dans la matrice, et qu'arrivé au neuvième mois il se retourne généralement pour présenter la tête à sa sortie; « quand le contraire arrive, cela n'est pas naturel. »

Quant à l'accouchement naturel, il se fait par les contractions utérines aidées de l'effort des muscles abdominaux et du diaphragme, mais l'auteur ne décrit en aucun endroit le mécanisme de ce phénomène.

Il divise ensuite les accouchements fâcheux en trois genres : « Le laborieux, le difficile et celui qui est tout à fait contre nature. Le laborieux est un accouchement fâcheux dans lequel la mère et l'enfant (quoiqu'il vienne dans une situation naturelle) ne laissent pas tous deux de beaucoup souffrir et d'être plus travaillés qu'à l'ordinaire; le difficile peut être rapporté à ce premier, et outre cela, il est accompagné de quelques accidents qui le retardent et y causent de la difficulté;

mais l'accouchement contre nature est celui qui, à cause de la mauvaise situation de l'enfant, ne peut jamais se faire sans l'aide de l'opération de la main.»

Les difficultés de ces accouchements arrivent ou de la part de la mère ou de celle de l'enfant, ou bien de tous les deux. Nous trouvons dans son exposé presque toutes les causes citées par les auteurs et que nous avons déjà rencontrées, mais nous en signalerons quelques-unes plus particulières, que nous voyons pour la première fois. « Les vieilles femmes, dit notre auteur, ont l'articulation du coccix ou croupion plus ferme, ce qui fait qu'il ne cède pas si facilement à la sortie de l'enfant qu'aux jeunes qui ont cette partie encore cartilagineuse..... Les boiteuses ont quelquefois les os du passage mal conformés. » Je signale avec soin cette première apparition des vices de conformation du bassin, nous verrons plus loin que de La Motte s'est vanté à tort d'avoir été le premier à signaler l'angustie pelvienne parmi les causes d'accouchements laborieux.

Mauriceau admet que l'enfant peut venir au détroit supérieur suivant quatre présentations principales ou postures contre nature, qui sont : 1° par toutes les parties antérieures du corps; 2° par les parties postérieures ; 3° par les parties latérales ; 4° par les pieds. Ces quatre présentations comprennent chacune beaucoup de variétés, mais notre auteur pense qu'il n'est pas utile de les décrire toutes puisqu'elles peuvent se rapporter à ces quatre types principaux.

Dans la présentation des pieds il recommande de tirer aussitôt qu'on s'apercevra de la présence de cette partie; mais si un seul pied se présente il faut aller chercher l'autre. Dans les variétés latérales du sommet, Mauriceau pense qu'il faut se hâter de redresser la tête, qui pourrait, dit-il, s'engager de cette façon et l'enfant se romprait plutôt le col que de prendre une position régulière. Si l'on ne peut y arriver, il faut, dit-il, aller chercher les pieds pour l'extraire de cette façon. Le même précepte est également donné pour les présentations de la face, en laquelle posture il est très-difficile que l'enfant vienne.

Quand l'enfant présente une ou deux mains seules, « qui est une des plus mauvaises ou dangereuses postures que puisse tenir l'enfant, tant pour lui que pour sa mère, » il faut toujours aller chercher les pieds, opération fort difficile tant « ils sont fort éloignés; » mais pour cette version, Mauriceau recommande de repousser préalablement la main dans la matrice, et si l'on ne rencontrait qu'un pied de l'amener et d'aller à la recherche de l'autre. Si dans cette position l'enfant était mort et que le bras, tellement engagé, ne puisse plus être repoussé dans la matrice, il faut, dit-il, séparer le bras du corps en le tordant plusieurs fois sur lui-même.

Si l'enfant présente à la fois les pieds et les mains, si ce sont les genoux, l'épaule, le dos, le siége, le ventre, la poitrine ou le côté, c'est toujours la même opération qu'il faut exécuter, c'est-à-dire d'aller chercher les pieds, en ayant soin de repousser préalablement les mains, les bras, les genoux, le siége, suivant que l'une de ces parties vient la première au détroit supérieur. Pour la première fois cependant nous voyons un auteur avouer qu'une femme peut accoucher l'enfant se présentant par le siége, sans qu'il y ait à cela grand inconvénient ; mais il ajoute cependant, lorsque le siége est petit. Et de toutes façons si cette présentation est reconnue en temps utile il est préférable de faire la version.

Comme ses prédécesseurs, Mauriceau conseille d'extraire immédiatement l'enfant mort, et à ce sujet, il est l'auteur d'un instrument appelé tire-tête qui semble du reste assez incommode.

L'ouvrage de Mauriceau a eu un grand nombre d'éditions et fut traduit dans plusieurs langues, il est cité partout, et l'on peut dire qu'il fut le premier de cette longue série d'hommes qui pratiquèrent exclusivement les accouchements et qui nous laissèrent des traces de leurs travaux. Mauriceau donne d'excellents conseils dans plusieurs chapitres de son livre, mais au point de vue où nous nous sommes placé, c'est-à-dire le mécanisme de l'accouchement naturel ou les classifications, nous pouvons dire qu'il est presque nul. Comme ses devanciers, il pense que la tête s'engage directement, l'occiput à la symphyse des pubis, qu'elle descend ainsi tout droit pour sortir à la vulve. Aussi considère-t-il comme une position contre nature, lorsque la tête du fœtus se dégage la face en dessus, ce qui serait pour nous une position occipito-sacrée (très-rare) ou plutôt une position postérieure non réduite. Dans son chapitre sur l'extraction de l'enfant mort, il rejette tous les médicaments qui jusqu'alors avaient été très-vantés, et les considère comme dangereux pour la mère ; il est préférable, à son avis, de bien s'assurer de l'état de l'enfant, et si l'on est bien sûr de sa mort, d'en faire l'extraction avec la main ou les instruments quand la version n'est plus possible. Dans le même temps vivaient en Angleterre les frères Chamberlain, dont l'un traduisit même le livre de Mauriceau, et qui seraient, d'après Smellie, les véritables auteurs du forceps, mais ils avaient gardé le secret sur leur invention et l'on peut s'assurer que Mauriceau ne la connaissait pas et que de La Motte, dont nous parlerons, ignorait également l'usage que l'on pouvait faire de cet instrument.

PAUL PORTAL dans sa Pratique des accouchements établit deux divisions principales :

1° L'accouchement naturel, qui s'accomplit sans l'assistance du chirurgien ni de la sage-femme;

2° L'accouchement contre nature, où l'on est obligé de se servir d'une de ces deux personnes.

Pour ce qui est de l'accouchement naturel, Portal considère celui où la tête sort la première, il s'étend assez longuement sur la manière de toucher, sur la dilatation de l'orifice, mais ne dit pas un mot du mécanisme de l'accouchement; tout se borne à ces mots : l'enfant sort par les efforts de la mère et les siens propres, la tête la première, et le reste ensuite.

Portal ne considère pas les présentations de la face comme défavorables. Il y a, dit-il, une sorte d'accouchement qui ne s'éloigne pas beaucoup du naturel, quoiqu'il soit un des plus délicats et des plus contre nature, c'est lorsque l'enfant présente la face la première. Il donne même à ce sujet un excellent conseil que l'on ne saurait trop répéter : « Lorsque, dit-il, on a observé et reconnu que c'est la face qui se présente, il faut se donner patience, ne rien irriter avec ses doigts, autrement on causerait plus de mal à la femme et à l'enfant que l'accouchement ne pourrait

leur en faire, n'y ayant pas plus de mystère en celuy
là qu'au naturel. » Et dans une observation, il s'écrie :
« Quand le visage se présente le premier, il ne faut rien
violenter, parce qu'il n'en arrive rien de fâcheux ni à
la mère, ni à l'enfant (page 282). »

Quant aux différentes parties que l'enfant peut présenter, Portal n'en établit pas une table générale et
ne s'en rapporte, dit-il, qu'aux faits qu'il a observés.
Disons, pour terminer, qu'il admet presque autant de
présentations qu'il y a de parties distinctes sur le
corps, et ne pouvant les citer toutes, je ne ferai que
citer les suivantes par curiosité (la face, la tête,. la
bouche, le ventre, le nombril, la main, le coude, le
genou, la partie supérieure des côtes, la cuisse, etc.).

Ce livre qui parut en 1685, c'est-à-dire 17 ans après
la première édition de Mauriceau, n'apporte pas
grands changements dans la pratique ni dans la théorie des accouchements. J'ai noté avec soin, cependant, que contrairement à l'opinion du premier auteur, Portal pense que les présentations de la face ne
sont pas si dangereuses qu'on le croyait alors, et que
loin de chercher à fléchir la tête par des manœuvres
difficiles ou à faire la version, il est préférable de laisser la nature accomplir son œuvre jusqu'au bout et
que la mère et l'enfant gagneront plus à cette absten-
tion qu'à une intervention inconsidérée.

Je ne dirai rien de l'ouvrage de M. DEVENTER, paru
en 1725. Nous n'y trouvons aucun point saillant sur
le sujet qui nous intéresse. Je signalerai seulement
un chapitre entier sur les vices de conformation du
bassin. On voit également que le seul accouchement
naturel, pour cet auteur, est celui où le sommet se

présente le premier, la face tournée en arrière. Dans toutes les autres positions de l'enfant, l'accouchement est dit contre nature. Dans la présentation de la face, Deventer ne profite pas des réflexions de Portal et conseille l'intervention. .

De La Motte dans son traité des accouchements, donne une division très-nette. Il y en a de trois sortes, dit-il, le naturel, le non naturel et le contre nature.

« L'accouchement naturel est celui où l'enfant vient au monde au terme de 9 mois, sans presque d'autre secours que celui de la nature, où le ministère de la sage-femme, où celui du chirurgien ne sont que peu ou point utiles, si ce n'est pour recevoir l'enfant, lorsque la femme accouche, la délivrer ensuite de son arrière-faix, lier le cordon de l'ombilic, visiter l'enfant après l'accouchement, pour voir s'il n'a aucun vice de conformation qui demande quelque remède, le faire emmailloter comme il le doit être, ensuite accommoder la mère puis la coucher dans son lit. C'est en cela que consiste l'accouchement naturel pur et simple.

« L'accouchement non naturel, est celui où il se rencontre des causes qui s'opposent à la disposition qu'a la nature de finir son ouvrage, et qui rendent l'accouchement long et difficile ; mais ces causes n'étant pas insurmontables, elles permettent l'accouchement dans la suite.

« L'accouchement contre nature est celui où la mère ne peut se délivrer de son enfant que par un secours étranger, soit d'une habile sage-femme, soit d'un chirurgien expérimenté.

« Quoique les auteurs prétendent qu'il n'y ait d'accouchement naturel que celui où l'enfant présente la tête la première, et que par cette raison ils s'éloignent de la définition de l'accouchement naturel, qui doit être celui ou l'enfant vient avec le seul secours de la nature, sans que l'art y soit que peu ou point utile. Je dis donc que pour suivre cette définition étroitement que quelque partie que l'enfant présente la première, quand il vient sans le secours du chirurgien ni de la sage-femme, l'accouchement doit être appelé naturel, soit que l'enfant présente les pieds, les bras, le cul ou la tête,

« Les causes de l'accouchement non naturel ne peuvent venir que de trois choses, savoir : du côté de la mère, de celui de l'enfant, ou de l'une et de l'autre en même temps.

« Du côté de la mère : elle peut être trop jeune, trop âgée, ou enfin malade :

« L'enfant de son côté peut être trop gros, trop faible ou même mort.

« Enfin, la mère et l'enfant peuvent être si faibles qu'ils ne peuvent se donner aucun secours l'une à l'autre, ce qui rend l'accouchement lent, long et difficile et par conséquent non naturel. »

De La Motte donne plus loin une autre cause qu'il faut noter.

« La cause la plus essentielle de l'accouchement long et difficile, est lorsque les vertèbres inférieures des lombes avec la partie supérieure du sacrum ou même cet os tout entier s'avancent si fort en dedans ou que les os pubis au lieu de s'élever en devant se trouvent aplatis de manière à ne laisser qu'un très-petit espace entre eux et l'os sacrum. Quoique de tous ceux qui ont écrit sur les accouchements avant moi, il n'en est aucun qui se soit plaint que ces parties par leur mauvaise disposition pouvaient apporter aucun obstacle à l'accouchement, la chose n'en est pas moins vraie. »

La Motte combat également une erreur qui avait généralement cours avant lui; ainsi : « Est-il possible qu'il y ait des auteurs qui aient prétendu que les os ischion et pubis s'entr'ouvraient pour faciliter l'accouchement, les connaisseurs étant persuadés qu'ils ne seraient pas écartés par deux hommes quand ils tireraient de toutes leurs forces. »

Parmi les causes de l'accouchement non naturel, c'est-à-dire plus long, plus pénible, de La Motte comprend les cas où l'enfant présentait la tête, la face en dessous. C'est-à-dire pour nous, aujourd'hui, ce qu'on appelle une position occipito-postérieure non réduite. Mais à ce sujet il nous éclaire sur l'impossibilité où les accoucheurs se trouvaient de son temps de connaître le mécanisme de l'accouchement, au moins s'ils étaient tous du même avis que l'auteur qui nous occupe. Aussi voici comment il s'exprime sur le diagnostic à porter de ces positions. Il est bien difficile de s'assurer lorsque la femme est en travail, et que les eaux sont écoulées, et lorsque l'enfant se présente la tête avancée au passage, s'il a la face au-dessus ou en dessous, à moins que l'enfant peu avancé dans le commencement du travail, immédiatement après l'ouverture des membranes et l'écoulement des eaux, dans l'intervalle d'une douleur, ne laisse à la main du chirurgien la liberté d'entrer dans la matrice.

Rapportant alors ce fait d'un accouchement qui traînait en longueur quoiqu'il se fût assuré de la présentation de la tête, il dit: «Je fus surpris de voir que la cause de ce fâcheux accident venait de ce que l'enfant se présentait la face en dessus sans que je m'en fusse aperçu pendant la durée du travail, quoique j'y eusse donné toute l'attention possible. »

La cause que donne La Motte du retard apporté à l'accouchement par cette position prouve bien dans quelle enfance se trouvait alors l'étude du mécanisme. «Parce que, dit-il, les enfants font mieux valoir leurs secousses et leurs efforts en la situation ordinaire qu'en celle-ci, comme il peut arriver à deux hommes qui nagent également bien et qui veulent faire la même route dans des situations différentes, l'un étant sur le dos et l'autre sur le ventre. »

Les présentations de la face rentrent aussi dans cette section. De La Motte conseille dans ce cas de tenter d'aller chercher les pieds; mais si la face est tellement engagée que la version devient impossible, il faut, dit-il, essayer de repousser le menton en arrière pour faire venir en devant la partie qui se présente plus souvent. A cette occasion il cite deux observations dans lesquelles il tenta en vain cette flexion, nous y reviendrons en traitant des présentations de la face.

Un chapitre intitulé *de l'accouchement où l'enfant présente la gorge*, fait également partie des cas dit non naturels. En lisant l'observation à l'appui de sa manière de voir on reconnaît qu'il s'agit d'une variété de la présentation faciale, la mentonnière, à

laquelle du reste la face a succédé pleinement à l'orifice en descendant dans l'excavation.

Nous trouvons encore cités ces deux cas : « Lorsque
le cordon ombilical est trop court et empêche l'enfant
de descendre et de s'avancer ; enfin lorsque les épaules
trop grosses éprouvent des difficultés à s'engager dans
le détroit abdominal, ou bien lorsque la tête est trop
grosse, ce qui se reconnaît par la longueur du travail
et cette apparence allongée que prend la tête pendant
le passage dans les voies maternelles. »

L'accouchement dans lequel l'enfant présente les
fesses rentre également dans les cas non naturels.
De La Motte conseille pour lors, si l'on s'aperçoit
assez à temps de cet inconvénient, d'aller chercher
les pieds, mais si les choses sont trop engagées pour
que cette manœuvre soit possible, de se contenter de
tirer sur le tronc en mettant les doigts dans les aines,
sitôt que le siége paraît.

Il fait également de l'avortement un accouchement
non naturel, sous le titre d'accouchements avancés,
et ajoute que dans une grossesse gémellaire l'accouchement de l'un des enfants peut-être naturel et celui
de l'autre non naturel.

La troisième classe d'accouchements établie par de
La Motte comprend les accouchements contre nature :
« Ce sont, dit-il, ceux où la femme ne peut se délivrer
de son enfant sans le secours des instruments qui
sont naturels, comme les mains, ou artificiels comme
les crochets, tire-tête, couteaux, dilatatoires, frondes,
lacs et autres semblables. »

« Ce n'est point la partie que l'enfant présente qui
doit donner ce nom de naturel ou contre nature à

l'accouchement, mais l'heureux ou fâcheux événement qui le termine ; ce qui fait dire que si de tous
les accouchements, il n'y en a pas un qui ne soit plus
à souhaiter que celui où l'enfant se présente par la
tête la première, et la face en bas, il n'y en a pas un
aussi plus à craindre et qui fasse périr plus de
femmes et plus d'enfants que celui où la tête se présente mal. »

Dans cette section, outre la procidence du cordon
et l'insertion vicieuse du placenta sur le col même de
l'orifice, de La Motte fait entrer les diverses variétés
de la présentation du sommet. Les cas où la tête peut
avoir été arrachée et le tronc laissé dans la matrice,
ou bien au contraire, lorsque la détroncation a eu
lieu et que la tête est restée dans l'utérus, les présentations du cou, de l'épaule, avec beaucoup de
variétés. A l'occasion de la version notre auteur
repousse avec force, en s'appuyant sur un certain
nombre d'observations, la pratique jusqu'alors en
honneur de commencer par repousser le bras et le
cordon dans la matrice lorsque l'un ou l'autre ou tous
deux à la fois faisaient procidence dans le vagin. Les
raisons qu'il donne à cette occasion sont très-bonnes
et on ne peut rien objecter, aussi est-on très-étonné
lorsque, deux chapitres plus loin, on voit le même
homme conseiller dans les présentations du siége
d'aller chercher les pieds en repoussant si l'on peut
la partie déjà engagée. Notons également, pour ne
rien omettre, les présentations du dos, du ventre et
des hanches dans cette même classe.

Enfin la présentation des genoux, qu'il dit avoir rencontrée plusieurs fois, en observant que l'un des genoux

s'avance toujours seul. De La Motte conseille dans ces cas de se conduire comme dans la présentation des pieds qu'il range également dans les accouchements contre nature. Il conseille alors de rompre la poche des eaux sitôt que l'on est assuré de trouver un pied au-dessus et de tirer sur les pieds, car si un seul se présente il faut le réduire et aller chercher l'autre pour tirer à la fois sur tous les deux.

Lorsqu'un pied, un bras, le cordon, peuvent accompagner la tête dans son engagement au détroit supérieur, il faut toujours remonter la partie qui vient ainsi à contre-temps.

ANDRÉ LEVRET publia en 1753 son cours d'accouchements. Notre but n'est pas d'examiner en entier cet ouvrage, mais bien de voir les conquêtes nouvelles de la science dans cet exposé. « Tous les auteurs, dit-il, tant anciens que modernes, ont reconnu de tout temps que la situation la plus naturelle d'un enfant pour sortir de la matrice, était celle où il présentait la tête la première : c'est en effet la tête qui fraye la route au corps, en forçant l'obstacle que forme l'orifice de la matrice, qui est la partie la plus étroite de cet organe, mais très-rarement la plus difficile à vaincre, à cause de son extensibilité. Les modernes ont ajouté à cette situation naturelle, celle où l'enfant se présente par les pieds. Lorsqu'on reconnaît par le toucher que l'enfant présente une autre partie que la tête ou les pieds, ou bien qu'il s'en présente d'autres avec celles-ci, il n'est pas placé naturellement et alors l'accouchement devient plus difficile à terminer. »

Aussi, Levret considère deux sortes d'accouchements, le naturel et le laborieux. Le premier, divisé en deux parties, savoir : présentation de la tête et présentation des pieds. L'accouchement laborieux renfermant toutes les autres sortes de présentations.

Suivant les anciens errements, notre auteur admet la culbute de l'enfant dans les derniers temps de la grossesse ; mais, par l'attention qu'il a donnée aux phénomènes de l'accouchement, il refuse entièrement à l'enfant le don de s'aider dans son expulsion, se basant sur ce qu'alors nul enfant mort ne pourrait sortir spontanément de la matrice, et que de plus, les mouvements prêtés à l'enfant dans cette circonstance causeraient souvent la perforation de l'utérus.

Dans l'accouchement par la tête, Levret établit une division des différentes positions de cette partie. Cette division mérite d'être rapportée :

1re position. Le sommet de la tête étant la première partie qui se présente, cette situation peut être considérée comme perpendiculaire, c'est la plus ordinaire.

2e position. La tête se présente un pariétal le premier. Celle-ci est toujours plus ou moins oblique, et n'est pas si commune que la première.

Dans ces deux positions, la face peut être tournée en dessous ou en dessus, ou bien à gauche et à droite.

3e position. Est celle où la tête se présente en travers. Cette dernière situation est elle-même subdivisée en deux autres : 1° ou la tête est enclavée dans sa longueur, suivant le petit diamètre du bassin ; 2° ou la tête est posée et enclavée suivant le grand diamètre.

Disons de suite que le grand diamètre pour Levret est l'antéro-postérieur, et le petit, le diamètre transvrese. «Les situations de la tête d'un enfant enclavée

dans le détroit des os du bassin, suivant sa longueur
et celle du petit diamètre de ce passage, sont trois :

1° La face se présentant la première;

2° L'occiput se présentant le premier ;

3° L'une ou l'autre oreille se présentant la première,
soit que le menton soit posé sur l'os ilium droit ou
sur le gauche, soit enfin que la face se trouve tournée
du côté des os pubis, ou du côté de l'os sacrum.

Les situations de la tête d'un enfant enclavée suivant sa longueur, dans le détroit des os du bassin,
et suivant le grand diamètre de ce passage, sont cinq :

1° Lorsque la face se présente la première, le front
appuyé et même déprimé contre l'arcade du pubis et
le menton contre le sacrum.

2° Le menton à l'arcade des pubis et le front posé
contre le sacrum.

3° L'occiput se présentant le premier, le sinciput
sera appuyé contre l'arcade du pubis et la nuque contre le sacrum.

4° Au contraire, la nuque à l'arcade du pubis et le
sinciput au sacrum.

5° Enfin dans ces quatre différentes positions, quand
l'enfant présentera l'une ou l'autre oreille. »

On voit par cet exposé, que la présentation de la
face se trouve ainsi confondne par l'auteur avec celle
du sommet, ce qui s'explique par le point de vue tout
particulier auquel Levret se plaçait ; c'est-à-dire l'application de son instrument privilégié, le forceps. De
plus, ce ne sont que des positions qu'on peut appeler
perpendiculaires les unes aux autres, puisque l'auteur ne connaît que deux diamètres du bassin, le sacro-
pubien le bis-innominé, que par erreur du temps

il considère comme plus petit que l'autre. Aussi verrons-nous encore pendant longtemps les positions occipito-pubiennes et sacrées passer pour les plus fréquentes.

Si on lit avec soin ses observations on est étonné que les positions obliques telles que nous les connaissons n'aient pas été adoptées dès ce moment, puisque dans presque tous ces récits, c'est ainsi qu'il rencontre la tête. En voici des preuves : « Je reconnus que l'enfant se présentait par la tête, mais que c'était un pariétal et non le sommet, qu'elle s'inclinait beaucoup plus du côté gauche de la mère que du côté droit, la face en-dessous et un peu de côté. »

Et plus loin, « Je reconnus que l'enfant se présentait la face en dessous et un peu de côté, ce qui m'assura que la tête de l'enfant était descendue obliquement, à peu près comme celle de l'enfant qui fait le sujet de l'observation précédente », etc.

Pour la première fois, nous voyons un auteur s'occuper un peu sérieusement du mécanisme de l'accouchement naturel. Il y a sur ce sujet encore fort peu de choses à la vérité, mais enfin, c'est toujours un progrès qu'il faut constater.

Ainsi Levret indique et fait même représenter en figure une coupe du bassin où l'on trouve l'axe de la matrice venant tomber sur le coccyx et une ligne courbe destinée à faire comprendre le chemin suivi par la tête pour franchir l'excavation et la vulve. Malheureusement cette erreur générale qui faisait placer la tête droite dans le bassin, l'occiput à la symphyse pubienne, en imposa à cet excellent observateur qui eût certainement porté son attention sur les mouvements du fœtus alors que la tête se présentait à la sortie.

Quant aux présentations autres que celles de la tête, Levret recommande de les ramener à la présentation des pieds, la seconde, naturelle pour lui, vu la facilité qu'il y a pour saisir les pieds dans l'utérus, et l'extrême difficulté que l'on éprouverait, si l'on voulait agir sur la tête.

Smellie dans son traité de la théorie et de la pratique des accouchements, établit plusieurs points importants : d'abord l'enfant dans l'utérus n'est pas situé comme presque tous les auteurs l'ont admis avant lui ; aussi ne fait-il pas de culbute au 8e mois, puisque la tête dans le plus grand nombre des cas est en bas ; on peut s'assurer du fait, dit-il, en touchant un certain nombre de femmes depuis le 5e ou 6e mois jusqu'à la fin de leur grossesse, et l'on sent alors la tête toujours située à la partie inférieure de l'utérus.

La division générale est à peu près la même que celle des auteurs précédents : ainsi il partage les accouchements en trois classes : les naturels, les laborieux ou non naturels : et les contre nature.

Les naturels sont ceux dans lesquels la tête se présentant la première : la femme se délivre sans aucun secours extrordinaire.

Les laborieux ou non naturels, ceux dans lesquels la tête vient avec peine et a nécessairement besoin de secours, soit celui de la main pour dilater les parties ou de quelque instrument comme les filets et les forceps ; ou même dans lesquels il faut absolument l'ouvrir et en faire l'extraction avec les crochets.

Enfin les accouchements contre nature sont ceux

dans lesquels on délivre l'enfant par les fesses ou par les pieds, parce qu'alors l'accouchement se termine d'une manière contre nature.

Ainsi les deux premières classes de Smellie s'appliquent à la présentation de la tête à l'exclusion de toutes les autres parties que le fœtus peut mettre d'abord en rapport avec le détroit supérieur. Et pour que l'on ne s'y trompe pas, notre auteur a soin de donner plusieurs fois la mesure de ce qu'il entend par naturel et par laborieux. On trouve en effet dans ûn autre endroit cette définition : l'accouchement est laborieux à cause de la mauvaise position de la tête de l'enfant, c'est-à-dire, lorsque le front est tourné vers les aines ou vers le milieu des os pubis; lorsque l'enfant présente la face et que le menton est appuyé sur les os pubis, sur un des ischions ou sur le sacrum; lorsque le sommet ou couronne de la tête reste engagé au-dessus des pubis et que la face est affaissée dans la concavité du sacrum, enfin lorsque l'enfant présente l'une ou l'autre de ses oreilles.

On peut reconnaître dans cet énoncé la plupart des positions admises par Levret et que nous avons reproduites plus haut.

Les accouchements contre nature de Smellie comprennent toutes les autres présentations que celles de la tête. Il les subdivise en trois classes.

1re *classe.* Lorsque l'enfant présente les pieds, les fesses ou les parties inférieures.

2e *classe.* 1° Lorsque les membranes étant rompues, la face, l'épaule ou quelque autre partie de l'enfant bouche si bien l'orifice de la matrice qu'il n'a pu s'écouler qu'une très-petite quantité d'eau : l'enfant est alors plus aisé à retourner.

2° Lorsqu'on reconnaît au travers des membranes, avant qu'elles soient rompues, que l'enfant se présente mal.

3° Lorsque dans le cours des quatre derniers mois de la grossesse une femme est attaquée de quelque violente perte que l'on ne peut arrêter et dont elle mourrait infailliblement si on ne travaillait promptement à la délivrer.

3e *classe*. Lorsque les membranes étant rompues, l'enfant est étendu dans toute sa longueur, la matrice exactement resserrée sur lui qu'elle enveloppe en forme de gaîne. Il est plus difficile à retourner, particulièrement si la tête et les épaules sont en bas à la partie inférieure de la matrice et qu'il ait les jambes et les fesses en haut au fond de ce viscère.

Quant au mécanisme de l'accouchement par le sommet voici en peu de mots les idées de Smellie : « La matrice se contracte, les douleurs deviennent plus vives, la couronne de la tête se trouve poussée jusqu'au fond du bassin, contre un des os ischions vers son extrémité inférieure, le front est placé vers la partie supérieure de l'ischion du côté opposé et chassé par les contractions dans la concavité du sacrum, pendant que le vertex et le derrière de la tête sont poussés audessous des os pubis. Toutes les parties molles du plancher du bassin se distendent en formant à l'extérieur une grosse tumeur. Le coccyx est repoussé en arrière. Pendant ce temps la couronne de la tête baisse continuellement et dilate de plus en plus, l'orifice externe. Lorsque la tête est avancée jusqu'au point

que la partie postérieure du col se trouve au-dessous
de l'arcade des pubis, le front force le coccyx, le fon-
dement et le périnée et les répousse en arrière et en
bas; alors le derrière de la tête se dégage d'environ
2 ou 3 pouces de dessous le pubis, fait un demi-tour
enmontant, au moyen duquel le front se dégage également des parties molles, etc.

« Lorsque la tête est peu avancée, on peut ainsi aisément sentir avec le doigt la fontanelle qui se trouve
ordinairement vers le côté du bassin; cette partie de
la tête est l'endroit où la suture coronale coupe la suture sagittale. Quand la tête est tout à fait descendue
on ne sent plus que la suture sagittale parce que la
fontanelle se tourne plus en arrière vers le col ou la
concavité du sacrum. Mais alors on sent la suture
lambdoïde dans l'endroit où elle traverse l'extrémité
de la sature sagittale, cela se distingue très-bien
lorsque les os chevauchent les uns sur les autres
pourvu que le cuir chevelu ne soit pas gonflé. »

Plus loin Smellie établit que le plus grand diamètre
du bassin est le transverse et que la tête s'engage toujours de cette façon que l'occiput est d'un côté et le
front de l'autre. « Il arrive même assez souvent que
la tête avant d'être complétement engagée tourne du
côté qui lui est plus commode... Le front se tourne
dans la concavité du sacrum parce que le vertex et
l'occipital trouvent moins de résistance à la partie
inférieure du pubis que de l'ischion vers lequel il
était tourné précédemment. Aussi lorsque le front reste
dans sa première position sans tourner on peut introduire un ou deux doigts et même toute la main

pour le mouvoir et lui aider à prendre une meilleure position. »

Tel était l'état de la science au moment ou SOLAIRES, le premier, appliqua les classifications naturelles à l'art obstétrical. Nous avons signalé les erreurs des anciens transmises de siècle en siècle et considérées comme vérités par tous ceux qui les ont suivis. Nous avons vu le terme de huit mois, condamné pendant si longtemps, et qui ne trouva grâce que devant les travaux des Levret, Antoine Petit et Smellie; ce changement de position de l'enfant dans la matrice, vulgairement appelé culbute, démontré complétement inexacte par les recherches de ces maîtres, à mesure que l'anatomie faisait des progrès et que les autopsies purent faire connaître la véritable situation de l'enfant au sein de sa mère. La croyance généralement admise que l'enfant devait être extrait le plus vite possible, parce qu'il ne pouvait sortir de la. matrice et parce qu'en se putréfiant il pouvait causer des désordres mortels pour sa mère; ce furent encore Levret, La Motte et Smellie, qui combattirent cette opinion, aidés par Antoine Petit. Ce dernier dans son mémoire sur les causes et le mécanisme de l'accouchement réfuta victorieusement la doctrine de l'activité de l'enfant à son expulsion et démontra que l'agent principal était la matrice se contractant sur le fœtus, aidée par les muscles abdominaux et par le diaphragme. Enfin l'écartement exagéré des pubis, élevé à la hauteur de vérité inattaquable par Séverin Pineau, contrôlé par Ambroise Paré, fut prouvé nul dans le plus grand nombre des cas par Levret. Nous pouvons donc dire que les véritables réformateurs de l'obstétrique furent de La Motte, Antoine Petit, Levret et Smellie.

A cette époque d'impulsion générale, où toutes les sciences avaient à leur tête des hommes d'un immense savoir et d'une intelligence peu commune, où les recherches de tous genres étaient le principal mobile d'un grand nombre de savants, le besoin de divisons largement tracées, de classifications établies sur des caractères fixes, se faisait sentir pour permettre de plus grands progrès encore. Les doctrines de Descartes et de Fr. Bacon s'étaient répandues dans tout l'Occident, et chaque science, grâce aux méthodes logiques d'observation ou d'induction et de déduction, voyait augmenter chaque jour son empire. Tournefort, Linné et de Jussieu se succédèrent et par des voies différentes montèrent la botanique sur un niveau d'où elle ne devait plus descendre. Buffon et Cuvier agissaient de même pour la zoologie ; Jean-Louis Petit restaurait la chirurgie, et Cullen la nosologie médicale. L'obstétrique ne devait pas rester en arrière, et, en 1771, Solayres vint présenter une première classification ; bien incomplète à la vérité ; mais c'était un grand pas fait dans la bonne voie. Profond observateur Solayres aurait bien vite fait bon marché des erreurs qui se sont glissées sous sa plume, mais la mort ne lui permit pas de reviser son travail.

Nous arrivons à l'ère moderne et nous allons examiner les classifications qui se sont succédé, laissant de côté tout ce qui ne se rapporte pas exactement à notre sujet, quelles que soient du reste les erreurs que l'on pourrait y trouver.

SOLAYRES DE RENHAC dans sa dissertation *de Partu*

viribus maternis absoluto déclare que de nombreuses autopsies lui ont permis de constater que presque toujours l'enfant dans le sein de sa mère est situé la tête en bas, pelotonné sur lui même. Il explique cette erreur longtemps soutenue de la culbute au septième mois par la difficulté d'explorer avant ce terme la partie inférieure de l'utérus.

Il établit dans un autre chapitre une division des accouchements en trois classes : 1° ceux qui se terminent par les seuls efforts naturels; 2° ceux qui réclament l'intervention de la main de l'accoucheur, les efforts maternels existant ou n'existant pas; 3° ceux dans lesquels l'accoucheur doit employer des instruments, aidé ou non par les contractions utérines.

1° *Première classe.* Accouchements se terminant par les seuls efforts naturels (accouchements naturels des auteurs; accouchement facile d'Astruc).

Cette classe peut se diviser en deux ordres, d'après la longueur du travail.

1re ordre. Accouchements se terminant entre six, douze, quinze, dix-huit et vingt-quatre heures.

2e ordre. Accouchements qui durent plus longtemps quelle que soit du reste la marche du travail.

Quatre genres du premier ordre basés sur la partie que l'enfant présente à l'orifice utérin.

1er genre. Le vertex (aut quatuor ovatorum calvariæ).

2e genre. Les pieds.

3e » Les genoux.

4e » Les fesses.

Cependant un accoucheur habile ne devra pas,

ajoute-t-il, laisser les terminaisons de ces derniers ordres aux seules forces de la nature. Ces ordres peuvent encore être divisés en espèces très-nombreuses, d'après la position de la partie que le fœtus présente. Il en admet six dans le premier genre et quatre dans chacun des autres.

2ᵉ ordre. Ce sont les mêmes genres que précédemment, mêmes espèces. Il ajoute encore que l'accoucheur instruit ne doit pas laisser aux seuls efforts naturels les soins de mettre fin aux espèces des trois derniers genres.

2° *Deuxième classe*. Accouchements qui réclament pour se terminer la main de l'accoucheur (accouchements contra-naturels des auteurs, laborieux de quelques-uns, difficiles de Manningham, Rœderer, Astruc, Smellie, etc.

1ᵉʳ ordre. Ce premier ordre comprend, non-seulement, les six régions du plan antérieur du fœtus, mais encore les pieds et la partie supérieure du crâne. Donc on peut y établir six genres.

Le premier genre comprendra les pieds et l'extrémité inférieure de l'enfant, puisque les pieds doivent être très-souvent ramenés à l'orifice pour permettre l'heureuse terminaison de l'accouchement;

Le 2ᵉ genre, la partie supérieur du crâne;

Le 3ᵉ, la face proprement dite ou la partie antérieure du crâne:

Le 4ᵉ, la partie antérieure du cou;

Le 5ᵉ,   —   de la poitrine;

Le 6ᵉ,   —   de l'abdomen;

Le 7ᵉ,   —   du pelvis;

Le 8ᵉ, le genou ou les genoux.

Le 2° ordre comprend les accouchements dans lesquels le fœtus se présente par une partie quelconque de son plan postérieur.

On peut le diviser en 5 régions, d'où 5 genres.

1er genre comprend l'occiput ;

2°	—	la partie postérieure du cou ;
3°	—	la partie postérieure de la poitrine ou le dos ;
4°	—	la partie postérieure de l'abdomen ou les lombes ;
5°	—	les fesses.

Le 3e ordre. Accouchements dans lesquels l'enfant se présente par une partie quelconque de son plan latéral droit, qui peut être divisé en 5 régions, d'où 5 genres.

1er genre.		Partie latérale droite du crâne ;
2e	—	Partie latérale droite du cou ;
3e	—	Aisselle droite ;
4°	—	Partie latérale droite du thorax et de l'abdomen ;
5e	—	Hanche droite.

Le 4e ordre. Enfants se présentant par le plan latéral gauche, se divise en 5 genres comme le précédent. Ajoutons qu'un genre quelconque, de quelque ordre que ce soit, peut encore se diviser en 4 espèces, d'après la manière dont cette partie se présente à l'orifice de la matrice, et que le second genre du premier ordre de la deuxième classe peut se diviser en 6 espèces.

Quant aux variétés, elles sont produites par les hémorrhagies, les convulsions, la procidence du cordon ou du bras, les différentes espèces de tumeurs, la faiblesse de la mère, de l'enfant, sa mort même. Elles peuvent être communes à tous les genres ou appartenir plus spécialement à l'un ou à l'autre.

La 3ᵉ classe comprend les accouchements qui ne peuvent se terminer sans le secours des instruments, et d'après les instruments eux-mêmes on la divise en 4 ordres.

1ᵉʳ ordre. Accouchements dans lesquels les lacs sont employés. Cet ordre se divise en 4 genres, parce qu'il n'y a que 4 régions de l'enfant sur lesquelles les lacs peuvent être appliqués.

Ces ordres se divisent encore en espèces et en variétés comme dans la 1ʳᵉ et la 2ᵉ classe.

1ᵉʳ genre. Les pieds;
2ᵉ   —   Les genoux;
3ᵉ   —   Les fesses;
4ᵉ   —   La tête restée dans l'utérus, le tronc ayant été extrait.

Le 2ᵉ ordre comprend les accouchements qui réclament l'aide du forceps ou du levier de Roonhuysen, ou des pinces de Levret. Les régions sur lesquelles ces instruments doivent être appliqués forment les genres. La position de ces régions (sur l'orifice) constitue les espèces, et les variétés sont formées par les complications mêmes de ces espèces.

1ᵉʳ genre. Partie supérieure du crâne;
2ᵉ   —   Base du crâne;
3ᵉ   —   Face;
4ᵉ   —   Occiput;

5ᵉ genre. Partielatérale droite du crâne ;
6ᵉ   —   Partie latérale gauche du crâne ;
7ᵉ   —   Les fesses ;
8ᵉ   —   Les faux germes.

Le 3ᵉ ordre. Accouchements ne pouvant se terminer sans l'aide d'instruments tranchants, soit coupants, soit ponctionnants. Les genres sont formés par les régions qu'offre le fœtus, et sur lesquelles l'instrument agit, les positions de ces régions forment les espèces, et les variétés sont constituées comme dans les espèces des ordres précédents.

1ᵉʳ genre. La tête, le tronc étant encore dans l'utérus ;

2ᵉ genre. La tête retenue au-dessus du détroit supérieur ou dans l'excavation, le tronc ayant été arraché ;

3ᵉ genre. Enfant dont l'abdomen est considérablement tuméfié pour une cause quelconque ;

4ᵉ genre. Eau ou pus remplissant la poitrine de l'enfant ;

5ᵉ genre. Monstruosités du fœtus ;

6ᵉ genre. Lorsque le cordon s'est enroulé autour d'une partie du fœtus, si bien que ce dernier ne peut être extrait sans être sectionné.

4ᵉ ordre. Comprend tous les accouchements dans lesquels on se sert d'instruments coupants ou piquants pour favoriser la sortie d'un enfant vivant du sein de sa mère. On emploie dans ces cas, soit des bistouris, soit des scalpels, soit des pinces. Tous ces cas peuvent être compris dans trois genres ainsi établis :

1er genre. Maladies aiguës ou chroniques de la mère réclamant l'emploi des instruments;

2e genre. Mauvaise conformation du bassin ;

3e genre. Situation du fœtus en un autre lieu que la cavité utérine.

Quant aux positions, il suffit de lire Solayres pour voir que, s'il ne les indique pas dans sa nomenclature générale, au moins il en tient compte dans la description du mécanisme.

Ainsi :

1er *genre.* Caractérisé par la présence de la tête au détroit supérieur, tête qui se reconnaît à son volume, sa dureté, ses sutures, etc. Ces caractères, tels que la fontanelle postérieure, ne peuvent se reconnaître que par le toucher, après la rupture des membranes.

1re espèce. Dans cette espèce, la suture sagittale est en rapport avec le diamètre antéro-postérieur. La fontanelle postérieure à la symphyse pubienne, l'antérieure au sacrum. La suture l'ambdoïde est en avant, et plus bas que la coronale qui est en arrière, et un peu plus haut; très-rare quoi qu'en aient dit tous les auteurs.

2e espèce. La suture sagittale va de devant en arrière, de haut en bas. La fontanelle antérieure est au pubis, et la postérieure au sacrum.

3e espèce. La suture sagittale suit le diamètre oblique de gauche à droite. La fontanelle postérieure à gauche et en avant, l'antérieure à droite et en arrière. L'oreille droite du fœtus est tournée à droite et en avant, etc.

4ᵉ espèce. La suture sagittale est en rapport avec le diamètre oblique. La fontanelle postérieure est en rapport avec la symphyse sacro-iliaque droite. L'antérieure répond à la cavité cotyloïde gauche. L'oreille gauche est du côté droit et en avant.

5ᵉ Espèce. Suture sagittale suit la direction du diamètre oblique; La fontanelle postérieure est placée à la cavité cotyloïde droite. L'antérieure à la sympyhse . sacro-iliaque gauche, etc.

6ᵉ espèce. Suture sagittale placée suivant ses diamètres obliques, fontanelle postérieure placée contre la symphyse sacro-iliaque gauche. L'antérieure couvre la cavité cotyloïde droite, l'oreille droite à gauche et en avant,

Deuxième genre. — Accouchements agrippiniens des auteurs. Les caractères sont les doigts des pieds, les talons, la plante des pieds leur face dorsale, l'extrémité inférieure de la jambe ou des jambes, après la rupture des membranes.

1ʳᵉ espèce. Talons tournés vers le pubis. Les doigts des pieds vers le sacrum.

2ᵉ espèce. Les doigts des pieds répondant au pubis et les talons tournés vers le sacrum.

3ᵉ espèce. Les talons sont tournés du côté gauche du bassin et les orteils du côté droit.

4ᵉ espèce. Les orteils tournés à gauche et les talons à droite.

Troisième genre. — Le genou ou les genoux se présentant. Caractères : signes très-incertains avant la rupture des membranes. Après on sent dans le vagin l'une ou les deux parties s'avancer. Masse sphérique où l'on peut reconnaître la région poplitée la rotule, quoique cartilagineuse, la partie supérieure de la jambe et l'inférieur du fémur, etc.

1re espèce. Les os de la jambe en rapport avec le pubis, les fémurs avec le sacrum.

2e espèce. Les fémurs en rapport avec le pubis, les jambes avec le sacrum.

3e espèce. Les jambes placées du côté gauche du bassin, les fémurs à droite.

4e espèce. Les jambes à droite et les fémurs à gauche.

Quatrième genre. — Les fesses se présentant. Caractères : corps volumineux, rappelant la forme de la tête moins les sutures et la dureté; on y trouve le sillon interfessier, le coccyx, l'anus, les organes génitaux, la face postérieure du sacrum, antérieure du pubis, partie supérieure des cuisses, etc.

1re espèce. Le coccyx, le sacrum, l'anus du fœtus en rapport avec le pubis. Les cuisses et les organes génitaux tournés vers le sacrum de la mère.

2e espèce. Le sacrum, coccyx, l'anus de l'enfant tournés vers la face postérieure du bassin, les organes génitaux et les cuisses vers le pubis.

3e espèce. Le sacrum, le coccyx et l'anus de l'enfant occupant le côté gauche du bassin, les organes génitaux et les cuisses, le côté droit.

4e espèce. Le sacrum, le coccyx et l'anus de l'enfant occupant le côté droit du bassin, les organes génitaux et les cuisses, le côté gauche.

BAUDELOCQUE en 1781, dans son livre intitulé *l'Art des accouchements*, a reproduit la plupart des idées émises par Solayres, en surchargeant même les présentations de nouvelles formes. Comme son maître, il

divise d'abord les accouchements en trois ordres principaux, rejetant les distinctions scolastiques des auteurs de l'époque précédente. Ainsi, il ne veut plus
des mots naturel, contre nature et laborieux, classes
établies sur des données arbitraires, et il considère :

1° Les accouchements qui se font naturellement ;

2° Les accouchements qui exigent les secours de
l'art et qu'on peut opérer de la main seule ;

3° Les accouchements qui ne peuvent se faire qu'à
l'aide des instruments ou dans lesquels il est utile
de les employer.

Le premier ordre ainsi construit est subdivisé par
l'auteur en quatre espèces principales qui sont :

1° L'accouchement dans lequel l'enfant présente la
tête ;

2° Celui où il vient par les pieds ;

3° L'accouchement où les genoux se montrent les
premiers ;

4° Celui enfin où l'enfant vient en offrant les fesses.

Les accouchements naturels du premier genre,
dans lesquels l'enfant présente la tête, ne comprennent que les présentations du sommet. Cette première
espèce offre des différences essentielles par rapport à
la manière dont la tête se présente au détroit supérieur. On en distingue six variétés ou positions que
l'on établit en considérant les rapports des fontanelles
avec les différents points du détroit supérieur.

1ᵉ position. — La suture sagittale coupe le bassin
obliquement de auche à droite et de devant en arrière.
La fontanelle postérieure est située derrière la cavité
cotyloïde gauche et l'antérieure au-devant de la symphyse sacro-iliaque droite.

2ᵉ Position. — La suture indiquée traverse aussi le bassin diagonalement, mais en allant de la cavité cotyloïde droite à la symphyse sacro-iliaque gauche, de sorte que la fontanelle antérieure est au-devant de celle-ci, et la postérieure derrière celle-là.

3ᵉ position. — La fontanelle postérieure répond à la symphyse du pubis, la fontanelle antérieure au sacrum et la suture sagittale est parallèle au petit diamètre du bassin.

4ᵉ position. — Cette suture est dirigée comme dans la première, avec cette différence que la fontanelle antérieure répond à la cavité cotyloïde gauche, et la fontanelle postérieure à la symphyse sacro-iliaque droite.

5ᵉ position. — La suture sagittale est aussi dirigée obliquement à l'égard du bassin, la fontanelle antérieure étant située derrière la cavité cotyloïde droite et la postérieure vis-à-vis la symphyse sacro-iliaque gauche.

6ᵉ position. — La première de ces deux fontanelles est derrière la symphyse du pubis et la seconde au-devant du sacrum. La suture sagittale étant dirigée comme dans la troisième position.

Dans le rapport de ces différentes positions entre elles, au point de vue de la fréquence, Baudelocque admet que la première et la deuxième sont de beaucoup les plus fréquentes, puis viennent la quatrième et la cinquième. Quant aux deux autres, elles sont très-rares, quoique la plupart des accoucheurs les aient considérées jusque-là au contraire comme les plus ordinaires. Nous avons déjà insisté sur ce point, et j'ai fait remarqué, en parlant de Smellie, que cet auteur était avec Levret un des premiers qui se soient élevés contre cette opinion généralement admise. Solayres même partageait l'erreur des anciens en faisant, dans sa nomenclature, de ces deux positions rares les deux premières. Ce dernier auteur avait considéré successivement chacun des diamètres du détroit supérieur, plaçant alternativement la fontanelle postérieure à l'une puis à l'autre extrémité de ces diamètres. Il avait alors commencé par l'antéro-postérieure ou sacropubien, puis avait considéré ensuite le diamètre oblique gauche, puis le droit. Baudelocque divise le bassin en deux moitiés, une antérieure et une postérieure, chacune de ces moitiés présentant trois points auxquels aboutissent les trois diamètres du bassin, c'est-à-dire dans la moitié antérieure les deux cavités cotyloïdes et la symphyse pubienne, dans la moitié postérieure les deux symphyses sacro-iliaques et l'angle sacro-vertébral.

L'erreur de Baudelocque sur la fréquence relative de ces positions doit être imputée au moment où le toucher était pratiqué; ainsi, lorsque ce moyen de diagnostic était employé après le mouvement de rotation, il trouvait en effet une deuxième position là où il aurait dû rencontrer une quatrième, l'examen local ayant été fait plus tôt. Nous verrons plus loin comment il explique le chemin parcouru par la tête dans ces différentes positions.

Lorsque l'enfant présente les pieds, la disposition des parties permet de distinguer quatre positions.

1re *Position.* — Les talons répondent au côté gauche du bassin et un peu en devant; les orteils du côté droit et en arrière, à peu près vis-à-vis la symphyse sacro iliaque, au-dessus de laquelle sont placées la poitrine, la face, tandis que le dos est placé sous la partie latérale gauche et antérieure de la matrice,

2e *Position*. — Les talons regardent le côté droit du bassin, et les orteils le côté gauche, un peu en arrière.

3e *Position*. — Les talons sont tournés vers le pubis et les orteils vers le sacrum.

4e *Position* — Elle est exactement l'inverse de la 3e, puisque les talons sont tournés en arrière, tandis que les orteils, la face et la poitrine sont en avant.

Solayres, dans cette classification, ne considérait que deux diamètres au bassin, dans cette présentation : le diamètre antéro-postérieur et le transverse ; il admettait que les talons pouvaient être en rapport avec l'une ou l'autre des extrémités de ces deux diamètres. Baudelocque, qui a mieux observé, a de nouveau introduit les diamètres obliques et, comme dans la présentation du sommet, a divisé le bassin en moitié antérieure et moitié postérieure; on se demande seulement pourquoi il n'a admis qu'une seule position postérieure, et non trois comme précédemment.

Quand l'enfant vient en offrant les genoux, on peut distinguer quatre positions principales.

1e *Position*. — Les jambes de l'enfant toujours fléchies quand les genoux s'engagent dans le bassin répondent au côté gauche de la mère, et les cuisses au côté droit,

2ᵉ *Position*. — Les cuisses regardent le côté gauche et les jambes le côté droit.

3ᵉ *Position*. — La partie antérieure des cuisses est tournée vers le sacrum de la mère, et les jambes sont au-dessous du pubis.

4ᵉ *Position*. — Le contraire s'observe, les cuisses de l'enfant étant derrière le pubis de la mère, et les jambes appuyées contre le sacrum.

Cette partie de la classification générale est la même que celle de Solayres ; seulement Baudelocque, fidèle au principe observé, place les positions latérales avant les positions directes ou antéro-postérieures et confirme de plus en plus cette opinion fondée sur l'expérience que les parties de l'enfant au détroit supérieur s'engagent toujours obliquement.

Quant au mécanisme de l'accouchement dans ces présentations, Baudelocque ne considère pas qu'il puisse y avoir quelques différences et renvoie pour ces explications au chapitre précédent du mécanisme dans les présentations des pieds.

Lorsque l'enfant présente le siége ou les fesses, il ne faut pas croire que la délivrance soit plus difficile ; au contraire, en général, l'accouchement se fait tout aussi naturellement que si l'enfant présentait les pieds ou les genoux. Mais, pour le comprendre, il faut se rendre compte du rapport des dimensions de cette partie avec celles du bassin, et savoir que les fesses de l'enfant étant molles peuvent céder à une pression convenable et se mouler en quelque sorte à la forme du bassin. Nous distinguerons quatre positions principales, comme nous l'avons fait à l'égard des pieds.

1° *Position*. — Les fesses se présentent à l'entrée du bassin, de sorte que le dos de l'enfant regarde le côté gauche de la mère et un peu en avant.

2° *Position*. — Le dos de l'enfant regarde le côté droit de la matrice et un peu en avant.

3° *Position*. — Le dos est directement en dessus et son ventre en dessous.

4° *Position*. Le ventre de l'enfant est en dessus et le dos en dessous. Nous ferons lesmêmes réflexions, en comparant cette classification et celle de Solayres, que précédemment. Une seule chose est digne de remarque : c'est que Baudelocque est en réalité le premier auteur qui ait déclaré possible et même facile la terminaison de l'accouchement, l'enfant présentant le siége.

Les accouchements du second ordre, que l'on appelle vulgairement contre nature, étaient, d'après l'opinion des anciens, tous ceux dans lesquels l'enfant présentait toute autre partie que le sommet de la tête. Baudelocque fait voir que cette dénomination n'est pas juste puisque, parmi ces parties, il en existe, comme les pieds, les genoux, les fesses, dont la présence ne rend pas toujours l'accouchement contre nature ; mais, comme dans les accouchements contre nature on est le plus souvent obligé de retourner l'enfant et de l'amener par les pieds, les accouchements où ces parties seprésenteront naturellement à l'orifice de la matrice constitueront le premier genre ; la présence des genoux et des fesses constituera le 2° et le 3° genre,

parce que ces accouchements ressemblent beaucoup
au premier. De plus, on peut diviser cet ordre en
presque autant de genres que les anatomistes ont as-
signé de régions sur le corps de l'enfant. » On voit
par là que Baudelocque croyait possible la présence à
l'orifice de n'importe quelle partie du corps de l'enfant.
Nous nous contenterons de désigner les différents
genres et leurs espèces.

Premier genre. — Présentation des pieds , divisée
comme précédemment en quatre espèces.

Deuxième genre. — Présentation des genoux, également divisée comme plus haut en quatre espèces.

Troisième genre. — Présentation des fesses , envisa-
gée sous ses quatre espèces.

Quatrième genre. — Présentation du sommet , qui
devient contre nature, soit à cause de certaines défec-
tuosités du bassin , du manque de force nécessaire
pour l'expulsion de l'enfant, et de quelques accidents
qui surviennent avant ou dans le cours du travail ,
du volume extraordinaire de la tête fœtale, de la manière dont elle se présente au détroit supérieur ; de la
présence d'une main , d'un pied en même temps
qu'elle, de l'issue du cordon ombilical, etc.....
On peut considérer successivement dans cette présentation les six espèces que nous avons indiquées
plus haut.

Cinquième genre. — Présentation de la face , qu'on
peut diviser en quatre espèces, ainsi établies :
1re espèce. La longueur de la face se présente selon
le plus petit diamètre du détroit supérieur , le front

est situé au-dessus du pubis et le menton répond à l'angle sacro-vertébral.

2ᵉ espèce. En sens inverse, le menton se trouve derrière le pubis et le front au devant du sacrum.

3ᵉ espèce. La face est située transversalement, le front répond au côté gauche du bassin et le menton au côté droit.

4ᵉ espèce. Le contraire a lieu, et le menton répond au côté gauche, tandis que le front répond au côté droit.

Baudelocque considère les deux dernières comme les plus fréquentes, quoiqu'elles soient elles-mêmes très-rares. Et, dit-il, ces sortes d'accouchements doivent être considérés comme contre nature; car, pour qu'ils se fassent seuls, il faut que la tête soit très-petite et en même temps le bassin de la mère très-large.

Sixième genre. — Présentation du col vulgairement appelé la gorge, divisée en quatre espèces.

1ʳᵉ espèce. La longueur du col se trouve placée selon le petit diamètre du détroit supérieur, de manière que le bas de la face est appuyé sur le pubis et le haut de la poitrine sur la saillie du sacrum.

2ᵉ espèce. Les parties situées suivant le même diamètre sont disposées en sens inverse.

3ᵉ espèce. Le col est placé transversalement, de sorte que la tête est appuyée sur le devant de la fosse iliaque gauche et la poitrine sur la droite.

4ᵉ espèce. Le col, également situé transversalement, la tête est à droite et la poitrine à gauche.

Septième genre. — Présentation de la poitrine, dans laquelle Baudelocque considère quatre espèces.

1re espèce. Le devant du col est au-dessus des pubis et le bas-ventre au-dessus du sacrum. .

2e espèce. On observe le contraire. Le bas-ventre est au-dessus du pubis, et le devant du col au-dessus du sacrum.

3e espèce. Le col est au-dessus de la marge du bassin et à gauche, le bas-ventre placé de la même façon est à droite.

4e espèce. Le col est à droite et le bas-ventre est à gauche, disposé comme précédemment.

Huitième genre. — Présentation du bas-ventre,

Nous avons indiqué suffisamment, par les exemples qui précèdent, le principe sur lequel s'appuie Baudelocque pour sa division en espèces. Il considère toujours la partie située suivant le diamètre sacro-pubien en avant et en arrière, ce qui constitue deu espèces ; ou bien la partie située suivant le diamètre transverse à gauche ou à droite, ce qui forme deux autres espèces.

Dans la présentation du bas-ventre il considère quatre espèces.

Neuvième genre. — Présentation du devant des cuisses et du bassin également, divisée en quatre espèces.

Dixième genre. — Présentation de la région occipitale, divisée en quatre espèces.

Onzième genre. — Présentation du derrière du col vulgairement appelée la nuque, divisée en quatre espèces.

Douzième genre. — Présentation du dos, divisée en quatre espèces.

Treizième genre. — Présentation de la région lombaire divisée en quatre espèces.

Quatorzième et quinzième genres. — Présentation du côté droit ou du côté gauche de la tête, ces deux présentations réunies sont divisés en quatre espèces.

Seizième et dix-septième genres. — Présentation d'un des côtés du col, également divisée en quatre espèces.

Dix-huitième et dix-neuvième genres. — Présentation de l'une des deux épaules divisée en quatre espèces, toujours d'après le même principe exposé plus haut.

Vingtième et vingt et unième genres.—Présentation de l'un des côtés de la poitrine divisée en quatre espèces.

Vingt-deuxième et vingt-troisième genres. — Présentation de l'une des deux hanches divisée en quatre espèces.

Telle est la classification de Baudelocque, aussi compliquée que possible, comme on le voit. Cet auteur a voulu tout admettre, même ce qui ne se rencontre jamais ; aussi a-t-il surchargé sa classification d'une foule de genres et d'espèces parfaitement inutiles. Cette classification est calquée sur celle de Solayres que nous avons exposée plus haut ; plus régulière peut-être, on ne retire pas de son étude un meilleur profit. L'observation des faits n'ayant pas été poussée assez loin, l'arbitraire règne souvent en maître ; cependant nous ne pouvons laisser passer une circonstance tout en faveur de Baudelocque qui n'a pas cru devoir classer méthodiquement les accouchements laborieux, comme son maître, suivant les instruments à employer, comprenant parfaitement que l'intervention à main armée dépend d'une infinité de causes qui ne peuvent trouver place dans une classification régulière. Il reprend en effet, dans son deuxième volume, qui traite de la distocie, toutes les positions précédemment indiquées, et suivant la cause qui réclame l'aide des instruments, il indique celui dont on doit se servir de préférence et la manière d'en faire usage.

Les auteurs qui suivirent s'aperçurent bien vite des inutilités qui encombraient l'œuvre de Baudelocque, et ne tardèrent pas à apporter une réforme radicale.

GARDIEN, en 1807, dans la première édition de son ouvrage, a apporté quelques modifications importantes.

Voici l'exposé de sa doctrine :

« 1re CLASSE. Accouchements naturels. — On entend par accouchement naturel celui où l'enfant n'a besoin, pour venir au monde, que des puissances contractiles de la mère. « Je le divise en deux ordres seulement. D'après la forme ovoïde sous laquelle l'enfant est replié dans le sein de sa mère, il présente deux extrémités par lesquelles seules il peut s'avancer. Le premier ordre sera celui où il avance par l'extrémité encéphalique; le deuxième ordre comprendra les cas où il se présente par les membres abdominaux. Ce deuxième ordre peut se diviser en trois genres, suivant la manière dont sont repliés les membres abdominaux. Tantôt ce sont les pieds, tantôt ce sont les genoux ou les fesses qui se présentent les premiers à l'orifice. L'expérience a prouvé, contre l'opinion d'Hippocrate, que les accouchements où l'enfant avance par les membres abdominaux peuvent s'opérer par les seules forces de la mère, sans cependant que ces présentations soient aussi avantageuses ni aussi faciles à la nature que le premier ordre d'accouchement, dans lequel la tête se présente dans une bonne position.

« Par accouchement naturel par la tête, on doit entendre seulement les positions dans lesquelles la région du vertex se présente à l'orifice de la matrice et à l'entrée du bassin. La présence des autres régions constitue la seconde classe, à laquelle j'ai donné le nom d'accouchements mixtes. »

PREMIER ORDRE. — Accouchement naturel proprement dit. — « Les uns ont proposé de borner le nombre des positions de la tête à deux ; d'autres en admettent quatre. Dans cette dernière opinion, qui est celle de M. le professeur Alphonse Leroy, on révoque en doute les positions dans lesquelles l'occiput et le front franchiraient le détroit abdominal placés directement entre le pubis et le sacrum. Si, en consultant l'expérience, on ne peut pas admettre rigoureusement cette manière de voir, elle se rapproche beaucoup plus de la vérité que celle des accoucheurs qui ont cru que la position où l'occiput répond à la symphyse des pubis est la plus ordinaire.

« On peut se représenter la circonférence du bassin comme divisée en deux demi-circonférences : l'une antérieure, l'autre postérieure. Dans les trois premières positions des auteurs, la fontanelle postérieure répond à l'un des trois points cardinaux de la demi-circonférence antérieure ; dans les trois dernières, cette même fontanelle postérieure répond à un point diamétralement opposé de la demi-circonférence postérieure.

«Je les classerai suivant qu'elles sont plus fréquentes et plus faciles à la nature. Au lieu des expressions numériques de première, seconde, etc., positions qui ne forment pas image, j'emploierai pour les désigner une dénomination qui rappelle la situation de l'occiput, qui est leur caractère décisif.

Ainsi je nommerai :

1re position : occipito-cotyloïdienne gauche;
2e — occipito — droite;
3e — occipito-pubienne;
4e — occipito-sacro-iliaque droite;
5e — occipito — gauche;
6e — occipito-sacrée.

« 2e CLASSE. Accouchements mixtes. —Ils sont ainsi appelés parce qu'une double puissance doit coopérer à la terminaison de l'accouchement : l'art et la nature. L'art doit précéder pour remédier à la complication, qui, tant qu'elle subsistera, rend la terminaison spontanée impossible. Gardien eût mieux fait de dire que, de toutes les positions que le fœtus peut prendre et qui lui permettent d'être expulsé spontanément, celles-là sont de toutes celles où le plus souvent l'art est obligé d'intervenir pour terminer un accouchement que les seules forces naturelles ne pouvaient pas conduire à bonne fin.

La tête peut encore se présenter, mais renversée en arrière, au lieu d'être fléchie sur la poitrine; et alors le front vient se mettre en rapport avec l'orifice de la matrice. Si les efforts de l'accouchement se répètent, la tête se renversant de plus en plus, la face se présente. La présence du front et celle de la face tiennent au même mécanisme et doivent être considérées comme une seule position. L'une en est le premier degré, l'autre le dernier. Elles ne diffèrent que du plus au moins.

«Quant aux positions, le front et la face peuvent se présenter aux différents points du bassin. Ils répondent cependant plus souvent à ses côtés qu'au sacrum et au pubis. On doit admettre le même nombre d'espèces pour le renversement de la tête, que l'on établit pour l'accouchement naturel par cette partie. Donc :

Présentation de la face : six espèces, et non pas quatre, comme le dit l'ouvrage de M. Cazeaux.

Présentation de la nuque, que Gardien divise en quatre espèces, d'après les rapports de cette partie avec le diamètre antéro-postérieur et le diamètre transverse, comme Baudelocque.

Présentation des côtés de la tête. Divisée d'après le même principe, et comme Baudelocque, en quatre espèces.

Toutes ces présentations ne peuvent être considérées comme des variétés de la présentation de la tête ; mais le développement que Gardien accorde à chacune d'elles, les procédés opératoires qu'il indique démontrent clairement que la présence de la tête, si diversement appuyée au détroit supérieur, devait constituer, pour chaque variété, une présentation spéciale.

2e ORDRE. — Accouchement naturel dans lequel l'enfant se présente par les membres abdominaux.

Cet ordre se divise en trois genres, suivant la manière dont l'enfant qui avance par les membres abdominaux se trouve ployé :

1° Pieds ;
2° Genoux ;
3° Fesses.

Présentation des pieds divisée en quatre espèces, les mêmes que celles admises par Baudelocque.

Présentation des genoux divisée en quatre espèces, les mêmes que celles de Baudelocque.

Présentation des fesses : quatre espèces basées sur les principes de Baudelocque.

3e CLASSE.—Accouchement artificiel ou contre nature. — Les accouchements qui ne peuvent pas se terminer sans le secours de l'art diffèrent en raison des causes qui les rendent contre nature.

Il m'a paru, dit Gardien, que l'exposition des accouchements qui appartiennent à cette 3e classe serait plus facile en établissant la division que je vais proposer.

1er ORDRE : comprendra les accouchements où la main suffit pour extraire l'enfant ;

2e ORDRE : ceux qui, pour se terminer, exigent l'emploi de quelque instrument.

Les accouchements que l'on peut terminer avec la main seule sont essentiellement ou accidentellement contre nature ; ce qui fournit une division naturelle de ce premier ordre en deux sections.

Les accouchements qui exigent le secours de quelque instrument pour extraire l'enfant peuvent aussi être essentiellement contre nature ou ne le devenir que par accident; mais cette différence ne peut pas servir de base à une classification, parce que l'indication est toujours la même. Lorsque l'application de quelque instrument est indispensable, ou celui que 'on emploie peut agir sans intéresser la continuité des parties, soit de la mère, soit de l'enfant, ou bien, pour que son action soit efficace, il doit entamer les parties de la mère et de l'enfant. Cet ordre sera donc divisé en trois sections : la première comprendra les accouchements où l'instrument qui sert à extraire l'enfant agit sans intéresser aucune partie ni de la mère, ni de l'enfant; la seconde ceux où l'instrument intéresse la continuité des parties de la mère; la troisième, ceux où l'instrument, pendant son action, divise les parties de l'enfant.

1er ORDRE. — Accouchements artificiels où la main suffit pour extraire l'enfant.

1re *section*. — Accouchements accidentellement contre nature. Intervention commandée par :
L'hémorrhagie,
Les convulsions,
L'épuisement de la femme et les syncopes,
Une hydropisie,
Une hernie,
Resserrement de l'orifice de la matrice,
Issue du cordon ombilical,
Défaut de longueur du cordon ombilical,
La grossesse composée.

2ᵉ *section*. — Accouchements essentiellement contre nature où la main suffit.

Cette action comprend les positions du tronc.

La multiplicité des positions que les auteurs ont admises dans les présentations du tronc nuit à leur intelligence, et plusieurs sont au moins inutiles, puisqu'elles n'exigent pas un procédé opératoire différent.

On distingue trois plans sur le tronc de l'enfant, ce qui me fournit une première division en trois genres. Les parties latérales forment le premier genre ; la surface postérieure le second genre ; le plan antérieur le troisième genre.

1ᵉʳ *genre*. — Parties latérales du tronc que l'auteur met les premières comme étant de toutes les positions du tronc les plus fréquentes.

Les côtés de l'enfant peuvent se présenter de qnatre manières à l'entrée du bassin :

1ʳᵉ position. Le sommet de la tête répond au côté gauche, et les pieds au côté droit du bassin.

2ᵉ position. Les membres abdominaux répondent à la fosse iliaque gauche, et la tête à celle du côté droit.

3ᵉ position. L'extrémité encéphalique est vers le pubis, et les pieds vers le sacrum.

4° position. La tête porte sur le sacrum ou sur les côtés, et les pieds sur les os pubis.

Il faut admettre chacune de ces positions, suivant que le côté droit ou le côté gauche se présente. De telle sorte que cela fait quatre positions pour chaque côté

2° *genre*. — Surface postérieure de l'enfant : quatre positions ; les mêmes que dans les parties latérales.

3ᵉ *Genre.* — Surface antérieure de l'enfant : quatre positions ; les mêmes que dans les parties latérales.

2ᵉ ORDRE. — Accouchements où un instrument devient nécessaire pour extraire l'enfant.

J'ai divisé cet ordre en 2 sections comme le 1ᵉʳ ordre· Accouchement accidentellement contre nature, et accouchements qui le sont essentiellement. Dans la première section, les instruments qu'on emploie agissent sans intéresser la continuité des parties de la mère ni celles de l'enfant. Les accouchements de la 2ᵉ section, où l'on divise toujours les parties de l'un des deux individus, sont toujours essentiellement contre nature.

1ʳᵉ *section.* — Accouchements où les instruments que l'on emploie pour extraire l'enfant, agissent sans intéresser les parties de la mère, ni celles de l'enfant.

Le forceps est le seul instrument qui puisse être rangé dans cette classe.

2ᵉ *section.* — Accouchements où l'instrument que l'on emploie divise les parties de la mère ou celles de l'enfant.

Tous les instruments capables de diminuer le volume de l'enfant ou de lui faciliter la sortie par une section des parties maternelles.

Tel est l'exposé succinct de la classification de Gardien. Il fit des modifications à celle de Baudelocque, surtout dans les présentations de la face et du tronc, et particulièrement dans cette dernière, en rejetant toutes les dénominations du premier qui ne servaient qu'à embrouiller, et qui ne présentaient pas d'indications spéciales au point de vue du traitement, ou

plutôt du manuel opératoire. Cependant il ne sut pas
s'arrêter à temps, et quoiqu'il ait rejeté la première
classification de Solayres qui se fondait sur la durée
du travail comme établie sur des données arbitraires,
il fit lui-même pour les accouchements laborieux une
classification qui laisse beaucoup à désirer. Nul accoucheur ne peut savoir en effet si tel procédé, manuel
ou instrumental, qu'il aura choisi d'abord, le conduira
à bonne fin, et s'il ne se verra pas obligé de changer
de manière d'agir, pour obtenir la délivrance.

Gardien s'élève contre la doctrine de La Motte, qui
ne voulait pas que l'instrument tranchant fût porté
sur l'enfant encore vivant, et qui pensait que la con-
science du médecin ne lui permettait d'agir ainsi
que sur un enfant mort. Il fallait, selon ce médecin,
attendre que les efforts réitérés de la nature pussent
terminer les jours de l'enfant avant de se décider à
instrumenter contre lui. Gardien fait remarquer qu'une
semblable pratique est contraire à la raison, et qu'en
agissant de la sorte, non-seulement on est sûr de per-
dre l'enfant, mais encore on peut compromettre sans
utilité la vie de la mère. Quand les choses sont telles,
que la délivrance ne saurait être obtenue sans sacrifice,
il faut savoir se décider à temps pour sauver au moins
la femme si dangereusement exposée.

Capuron, dans son traité qui parut pour la première
fois en 1811, divise les accouchements en naturel, celui
qui s'exécute par les seuls efforts de la nature, et le
non naturel, dans lequel l'art est obligé d'intervenir,
soit avec la main, ce qui donne lieu à l'accouchement
manuel; soit avec un instrument, ce qui constitue l'accouchement mécanique de l'enfant.

L'expérience et la raison dit-il, s'accordent à prouver que la nature suffit pour expulser le fœtus, soit qu'il vienne par la tête, soit qu'il présente les pieds, les genoux ou les fesses. Le premier seulement, le plus fréquent de tous, est en même temps le plus facile et le plus avantageux pour la mère et pour l'enfant.

1° *Présentation de la tête.* La nature exige encore ici une condition essentielle ; il faut que la longueur de la tête soit ou devienne parallèle aux axes du bassin, c'est-à-dire, que les 2 extrémités, l'occiput et le menton, se trouvent dans ces lignes imaginaires, sans quoi l'accouchement est difficile ou impossible. En effet, lorsque la tête est oblique aux axes du bassin, elle tend nécessairement à se renverser en arrière, en avant ou sur les côtés et à présenter la nuque, le visage ou les tempes, dont la longueur excéde les plus grands diamètres pelviens. Elle ne peut donc traver· ser la filière qu'en présentant le sommet, région la plus propre à favoriser le parallélisme que la nature exige pendant le travail.

On voit que Capuron ne reconnaît pas comme naturel l'accouchement par la présentation de la face, qui ne peut, dit-il, se terminer seul, à moins que la tête de l'enfant ne soit très-petite ou le bassin de la femme très-large. Mais, si notre auteur semble faire un pas en arrière et retourner à des errements anciens sur ce sujet, il est des points où le progrès est sensible, et l'on ne saurait contester son mérite.

Le bassin, d'après les auteurs que nous avons déjà passé en revue, peut être divisé en 2 portions, l'une antérieure, l'autre postérieure. Capuron établit la même division. « On distingue, dit-il, dans la première trois points essentiels, savoir : les deux cavités cotyloïdes et la symphyse du pubis : la postérieure offre trois autres points non moins remarquables et opposés aux précédents ; ce sont les deux symphyses sacro-iliaques et la saillie sacro-vertébrale. D'après cela, la plupart des accoucheurs ont admis six espèces d'accouchements, où la tête présente le sommet, l'occiput pouvant être en rapport avec l'un des six points de la circonférence. Mais plusieurs raisons, que nous exposerons, nous déterminent à n'en admettre que quatre, savoir : deux occipito-antérieures et deux occipito-postérieures.

1re position. Occipito-antérieure gauche.
2e — Occipito-antérieure droite.
3e — Occipito-postérieure droite.
4e — Occipito-postérieure gauche. »

Les deux autres positions de Baudelocque et de Gardien, occipito-pubienne et occipito-sacrée, sont rejetées par Capuron : 1° parce qu'elles sont infiniment rares ; 2° parce que, dans le cours du travail, la forme arrondie de la saillie sacro-vertébrale ne permet ni au front ni à l'occiput, qui sont aussi arrondis, de garder longtemps la même situation, mais les force de glisser à gauche ou à droite pour prendre l'une des positions que nous avons admises ; 3° parce que l'accouchement n'est presque jamais naturel dans ces deux positions directes, à moins que le bassin ne soit très-évasé ou la tête très-petite ; 4° parce que, dans le cas où elles présentent des difficultés pour l'accouchement, il est nécessaire de les réduire à une position plus favorable, comme nous le verrons dans la suite.

Quant à la fréquence relative de ces positions, Capuron partage l'erreur commune en affirmant que la première est à la seconde comme 7 est à 1 et comme 80 ou 100 est à 1 pour les deux dernières. Il est vraiment extraordinaire que pendant si longtemps des hommes pratiques aient partagé ce préjugé et n'aient considéré comme positions vraiment postérieures que celles dont l'occiput se dégageait en arrière à la commissure inférieure de la vulve. Aussi les regardait-il comme difficiles, longues, pénibles et demandant souvent l'intervention de l'accoucheur.

Capuron regarde également comme naturelle la présentation des pieds, qui peut se terminer par les seuls efforts naturels ; la fréquence de cette présentation doit être rapportée à la mobilité du fœtus dans la matrice. Il considère quatre positions :

1re position. — Calcanéo-antérieure gauche, dans laquelle les talons correspondent à la cavité cotyloïde gauche.

2e position. — Calcanéo-antérieure droite, les talons étant en rapport avec la cavité cotyloïde droite.

3e position. — Calcanéo-postérieure droite, les talons étant tournés vers la symphyse sacro-iliaque droite.

4e position. — Calcanéo-postérieure gauche, les talons regardant la symphyse sacro-iliaque gauche.

Il rejette également les positions directes admises par les auteurs précédents, se basant sur ce que les positions diagonales étant plus naturelles dans la présentation du sommet, elles doivent l'être aussi dans les positions des pieds.

La présentation des genoux, que Capuron regarde avec raison comme fort rare, est également comprise dans les accouchements qui peuvent se terminer par les seuls efforts naturels. Il les divise en quatre positions, comme pour les pieds :

1re position : tibio antérieure gauche.
2e   —   tibio antérieure droite.
3e   —   tibio postérieure droite.
4e   —   tibio postérieure gauche.

De même que pour les pieds il se refuse à admettre les positions directes tibio-pubienne et tibio-sacrée.

2° *Présentation des fesses.*

Cette variété, admise par les derniers auteurs parmi les accouchements naturels, n'avait cependant pas été considérée comme très-fréquente. De plus, ils éprouvaient quelque répugnance à croire que la nature pouvait expulser l'enfant ainsi replié, qui, pensaient-ils, offrait de trop grandes dimensions pour pouvoir s'engager dans la filière pelvienne et la traverser.

Capuron, au contraire, indique la fréquence réelle de cette présentation. Il paraît certain, dit-il, d'après les tables dressées par Baudelocque à l'hospice de la Maternité, que l'accouchement par les pieds, à n'examiner que sa fréquence, devrait être encore moins naturel que celui où l'enfant vient par les fesses.

Il admet, pour les motifs exposés plus haut, seulement quatre positions des fesses.

1° Sacro antérieure gauche, où le siége répond à la partie antérieure gauche du bassin ;

2° Sacro-antérieure droite ;

3° Sacro postérieure droite;

4° Sacro postérieure gauche.

Comme nous l'avons dit plus haut, Capuron divise es accouchements non naturels en manuels ou que la main seule peut terminer, et en mécaniques, ou que la main termine à l'aide d'instruments.

Les causes ou les circonstances qui nécessitent l'accouchement manuel peuvent tenir à la mauvaise conformation du bassin ou à la mauvaise situation de l'enfant. Or, l'enfant est mal situé toutes les fois qu'au lieu d'une des extrémités de la forme ovoïde, sous laquelle il est ployé dans la matrice, il présente au détroit supérieur quelqu'une des faces du tronc. Il est encore mal situé lorsqu'au lieu du sommet, il présente la face, l'occiput ou les tempes; lorsque les pieds, les genoux ou les fesses, arcboutés contre quelque point du bassin, y restent fixes et immobiles.

Nous ne nous occuperons que des deux premières causes, la présentation du tronc ou celle du visage, ayant déjà passé en revue les autres présentations.

Présentation du visage. — Très-rare, et qui ne peut se terminer sans le secours de l'art. Capuron considère quatre positions :

1re position. — Le front regarde la cavité cotyloïde gauche et le menton est situé vers la symphyse sacro-iliaque droite.

2° position. — Le front se trouve contre la cavité cotyloïde droite et le menton répond à la sympyhse sacro-iliaque gauche.

3° position. — Le front est appuyé sur la symphyse

sacro-iliaque droite et le menton sur la cavité cotyloïde gauche.

4e position. — Le front est placé vers la symphyse
sacro-iliaque gauche, et le menton vers la cavité cotyloïde droite.

Il n'y a pas, dans l'ouvrage de Capuron, de dénominations particulières, comme mento-iliaque droite ou
fronto gauche antérieure, quoique ces indications lui
soient prêtées dans les livres classiques. Nous voyons,
du reste, dans les auteurs modernes, que l'on prête
également à Baudelocque cette façon de désigner
telle ou telle position, tandis que nous avons pu faire
remarquer que tout l'honneur de ces dénominations
appartient à Gardien.

Présentation du tronc. — Capuron, comme Gardien, considère trois plans au tronc de l'enfant :

1° Le plan postérieur;
2° Le plan antérieur;
3° Le plan latéral gauche ou droit.

Le plan postérieur doit, dit-il, être le plus fréquent,
attendu qu'il est une suite en quelque sorte naturelle
des présentations du sommet de la tête.

Il considère, sur ce plan, trois régions : la nuque,
le dos ou les lombes, qui présentent des caractères
propres à chacune d'elles et qu'il importe à l'accoucheur de bien connaître, quoique l'indication soit la
même pour toutes, quant à la manière d'opérer. On se
demande alors de quelle importance peut être le-
diagnostic de présentations le plus souvent imaginaires.

En outre, il admet quatre positions différentes de ce plan postérieur :

1re position. — L'extrémité supérieure du tronc répond à la cavité cotyloïde gauche, et l'extrémité inférieure à la symphyse sacro-iliaque droite.

2e position. — L'extrémité supérieure est placée vers la cavité cotyloïde droite, et l'extrémité inférieure vers la symphyse sacro-iliaque gauche.

3e position. — L'extrémité supérieure regarde la symphyse sacro-iliaque droite, et l'extrémité inférieure se dirige vers la cavité cotyloïde gauche.

4e position. — L'extrémité supérieure est appuyée contre la symphyse sacro-iliaque gauche, et l'extrémité inférieure contre la cavité cotyloïde droite.

Présentation du plan antérieur dans lequel on distingue également trois régions : la gorge, la poitrine et l'abdomen.

Il considère encore quatre positions, savoir :

1re position. — La tête répond à la cavité cotyloïde gauche, et les membres abdominaux à la symphyse sacro-iliaque droite.

2e position. — La tête se dirige vers la cavité cotyloïde droite, et les membres abdominaux vers la symphyse sacro-iliaque gauche.

3e position. — La tête est tournée vers la symphyse sacro-iliaque droite, et les membres abdominaux du côté de la cavité cotyloïde gauche.

4e position. — La tête regarde la symphyse sacro-iliaque gauche, et les membres abdominaux la cavité cotyloïde droite.

Présentation des faces latérales du tronc. — Par une erreur incroyable, Capuron considère ces présentations comme moins fréquentes que celles du dos. Il y fait remarquer trois régions sur chaque face latérale : partie latérale du col, épaule et poitrine, flancs.

Quatre positions différentes peuvent affecter chacun des plans latéraux du fœtus.

1re position. — La tête répond à la cavité cotyloïde gauche, et les pieds à la symphyse sacro-iliaque droite.

2e position. — La tête est située vers la cavité cotyloïde droite, et les pieds vers la symphyse sacro-iliaque gauche.

3e position. — La tête est sur la symphyse sacro-iliaque droite, et les pieds sur la cavité cotyloïde gauche.

4e position. — La tête se dirige vers la symphyse sacro-iliaque gauche, et les pieds vers la cavité cotyloïde droite.

Telles sont les principales divisions de Capuron.

Certainement sa classification est préférable à celle des auteurs qui précèdent. Il y a plusieurs points qu'on ne saurait trop louer, comme l'abandon des positions directes du sommet, de la face, des pieds, genoux et siége; l'établissement des véritables points de repère sur le bassin, aux extrémités des diamètres obliques. Mais cette innovation, excellente pour les présentations du sommet de la face et du siége, devient inexplicable dans les présentations du tronc, où les difficultés du diagnostic ne permettent pas de re-

connaître si la tête est plutôt en avant qu'en arrière
du même côté du bassin.

Capuron, malheureusement, tout en reprochant à
quelques-uns de ses contemporains d'être trop fidèles
aux anciens auteurs en cherchant à faire renaître la
version céphalique pour plusieurs présentations, fait
lui-même un pas en arrière quand il traite la présence
de la face au détroit supérieur. Il ne sut pas non plus
se libérer entièrement des préjugés de Solayres, Baudelocque, Gardien, et, comme eux, décrivit des présentations latérales de la tête, de l'occiput, etc. Enfin
il suit la doctrine de Gardien, en divisant les accouchements laborieux ou mécaniques en deux séries :
ceux dans lesquels on se sert d'instruments mousses
qui s'appliquent sur l'enfant, et ceux dans lesquels on
emploie des instruments tranchants, avec lesquels on
opère non-seulement sur l'enfant, mais encore sur la
mère.

Je place ici l'ouvrage de Mme LACHAPELLE qui a été
publié en 1825 (bien que le mémoire de Nægele lui
soit antérieur comme publication ; mais la célèbre
sage-femme écrivait avant le professeur de Heidelberg, et si ses mémoires n'ont pas vu plus tôt le jour,
c'est qu'elle-même a succombé trop tôt (1821).

Les classifications de Solayres et de Baudelocque
sont le plus souvent son point de mire ; aussi voulut-
elle voir jusqu'à quel point les 102 positions qu'elles
comprenaient pouvaient être rencontrées dans la pratique. Elle vit bien vite que ces classifications, bonnes,
dit-elle, dans un ouvrage dogmatique, s'accordaient
mal avec les résultats de l'expérience, aussi les positions sont-elles l'objet de son premier mémoire.

« Comparez le nombre des positions établies et con-
statées par une pratique journalière et par une mul-
titude de faits incontestables ; comparez-le avec cette
foule de positions indiquées dans les ouvrages de
théorie ; quelle énorme différence n'apercevez-vous
pas au premier coup d'œil? Sur les 94 positions admises par Baudelocque, il n'en est que 22 dont trente
années de pratique m'aient confirmé l'existence. Je
puis assurer n'avoir jamais rencontré aucune position
du col ni du tronc proprement dit. »

Voici la classification de Mme Lachapelle :

Elle divise le bassin en deux moitiés latérales, une
gauche, une droite. C'est le premier changement qui
frappe lorsque l'on considère les classifications précédentes ; puis elle prend sur chacune de ces moitiés
trois points répondant aux extrémités des trois plus
grands diamètres du bassin, les deux obliques et le
transverse. Rangeant alors les positions suivant leur
ordre de fréquence en supposant l'occiput en rapport
avec ces trois points de chaque côté, elle obtient pour
les présentations chacune du sommet :

Vertex. 1re position occiput à gauche et en avant.
— 2e — occiput à droite et en avant.
— 3e — occiput à droite et en arrière.
— 4e — occiput à gauche et en arrière.
— 5e — occiput à gauche transversal.
— 6e — occiput à droite transversal.

Les quatre premières positions sont les mêmes que
celles de Baudelocque ; Mme Lachapelle nie compléte-

mént les 5° et 6° de Baudelocque, présentations occipito-pubienne et occipito-sacrée, et les remplace par des positions transversales. Ainsi la gradation est bien marquée. Solayres considérait ces positions comme assez fréquentes et les plaçait les premières. Baudeloque les rejette à la troisième place. Gardien, qui les conserve, avoue que l'on devrait les considérer comme les dernières, vu leur rareté. Capuron doute tellement de leur possibilité qu'il a grand'peine à les admettre même chez un enfant dont la tête est très-petite et qu'en définitive il les laisse en dehors de sa classification. Et enfin, Mme Lachapelle considère ces positions comme hybrides, imparfaites et surtout extrêmement rares.

La deuxième présentation par ordre de fréquence est celle des fesses, qui, pour la première fois est mise dans une classification avant celle des pieds. Capuron, nous l'avons fait remarquer, faisait prévoir ce résultat puisqu'il n'ignorait pas que le siége se présentait plus souvent que les pieds, et, s'il n'a pas fait le changement que nous remarquons dans Mme Lachapelle, c'est qu'il n'a pas voulu rompre brusquement avec les usages jusqu'alors reçus.

Fesses. 1re position, lombes à gauche.
— 2e — lombes à droite.
— 3e — lombes en avant.
— 4e — lombes en arrière.

Ces positions sont les mêmes que celles de Baudelocque.

Les pieds viennent ensuite et constituent égalementment quatre positions semblables à celles de Baudelocque.

> Pieds. 1re position, talons à gauche.
> — 2e — talons à droite
> — 3e — talons en avant.
> — 4e — talons en arrière.

Puis, les genoux que Mme Lachapelle interpose ici, bien que leur ordre de fréquence devrait les faire rejeter à la fin du tableau ; mais l'analogie du mécanisme dans cette présentation, avec celles des pieds et des fesses, l'a décidée à faire cette irrégularité.

> Genoux. 1re position, fesses à gauche.
> — 2e — fesses à droite.
> — 3e — fesses en avant.
> — 4e — fesses en arrière.

Ces dénominations sont meilleures que celles de Baudelocque, en ce sens qu'elles indiquent de suite l'analogie frappante du mécanisme dans les présentations du siége et dans celles des genoux.

Ensuite, nous trouvons la face divisée seulement en deux positions.

> Face, 1re position, front à gauche.
> — 2e — front à droite.

Mme Lachapelle rejette complétement la première et la deuxième position admises par Baudelocque, ne les ayant jamais rencontrées.

Puis viennent les présentations de l'épaule, divisées en deux présentations, celle de l'épaule droite et celle de l'épaule gauche.

Epaule droite.   1re position, tête à gauche.
—   2e —   tête à droite.
Epaule gauche. 1re position, tête à gauche.
—   2e —   tête à droite.

Après la transcription de ce tableau, il n'est pas sans intérêt de voir quelles réflexions ont été suggérées à Mme Lachapelle par les modifications qu'elle y a apportées elle-même.

« Voici le nom de positions du vertex ou positions du sommet; les accoucheurs modernes ne comprennent que l'ovale de la tête : ils font des articles à part de celles de l'occiput et des côtés supérieurs de la tête. L'observation journalière se prononce trop formellement contre une pareille distinction et, quoique, en conservant pour les positions franches les dénominations de Baudelocque, je suis forcée de regarder celles de l'occiput et des côtés de la tête comme de simples variétés des premières.

« Je comprends donc toutes ces positions dans un seul mémoire.

« On les appellera si l'on veut positions du crâne, et dans ce titre on trouvera un nouvel avantage, celui d'une division simple des positions de la tête : première division, positions du crâne; deuxième division position de la face.

« Chacune des positions que j'ai indiquées plus haut peut être franche et non équivoque ; elle peut être au contraire plus ou moins altérée, incomplète, douteuse : de là de nombreuses variétés applicables à chaque espèce. Dans tous les cas, la variété portera le nom de l'espèce dont elle se rapprochera le plus, ou, pour abréger, elle portera le nom de la partie même qui est la plus avancée (frontale, pariétale, etc.). »

Après la présentation du vertex, Mme Lachapelle place dans sa classification celle des fesses, puis des pieds, comme étant ensuite les plus fréquentes ; elle y annexe enfin la présentation des genoux, qui n'offre pas de différence capitale quant au mécanisme de son dégagement. Voici, du reste, ses propres paroles :

« J'avais fait pressentir la réunion que j'ai faite ici de ces trois genres de positions : tout, en effet, semble devoir les réunir en théorie comme en pratique. Le fœtus, dans ces trois genres de positions, conserve, à peu de chose près, son attitude ; les espèces et les variétés rattachées à chaque genre sont à peu près les mêmes ; les causes productrices ont encore plus d'analogie, le mécanisme n'offre que quelques différences ; enfin les indications et les procédés opératoires ne diffèrent que relativement à quelques détails peu importants et pour ainsi dire accessoires. »

Nous avons fait remarquer que dans sa classification Mme Lachapelle avait admis les positions de Baudelocque et de Gardien pour les présentations des fesses, pieds et genoux. Il était assez étonnant de voir cette préférence accordée à Baudelocque sur Capuron, qui pour nous était plus dans le vrai. Mme Lachapelle connaissait cependant l'ouvrage de Capuron et sa nomenclature, et si elle n'a pas adopté la réforme apportée par cet accoucheur, c'est qu'elle prétend que dans sa pratique les positions directes du sacrum au pubis ou à l'angle sacro-vertébral maternel se sont offertes le plus souvent à elle. Quant aux variétés de ces présentations, elles sont très-nombreuses, mais peuvent toutes rentrer dans les types principaux établis.

Pour les présentations de la face, Mme Lachapelle est la première qui ait établi d'une façon irréfutable la fréquence de leur terminaison spontanée. Nous avons vu combien d'auteurs avaient avant elle écrit sur cette partie et considéré cette présentation comme très-dangereuse pour la mère et pour l'enfant ; d'autres, comme Portal, avaient avancé, il est vrai, que la présentation de la face n'était pas aussi désavantageuse qu'on avait bien voulu le dire ; mais leur voix avait été vite étouffée par leurs successeurs, qui déclarèrent que nulle position n'était plus désavantageuse que celle de la face, tout en produisant des observations où l'on voit l'accouchement se terminer spontanément. Mme Lachapelle s'éleva contre l'opinion si généralement adoptée, et prouva que si parfois le travail est plus long, on voit souvent les choses se passer comme dans la présentation du sommet.

Mme Lachapelle n'admet que deux positions de la face ; comme nous, elle rejette les deux positions directes, admises par Baudelocque, mais qu'elle n'a jamais rencontrées. En revanche, elle considère comme variétés de la position qu'elle admet les cas où le front est en rapport soit avec l'éminence iléo-pectinée, soit avec la symphyse sacro-iliaque de l'un ou de l'autre côté, les quatre positions diagonales de Capuron. Elle admet, en outre, trois variétés, les frontales, les mentales et les malaires, suivant que le front, le menton ou la joue, se présente plus en plein à l'orifice. Ces variétés, dont la malaire est la plus fréquente, se rectifient toujours pendant le travail, et à la sortie la face se présente en plein.

Mais où l'on peut dire que Mme Lachapelle a apporté d'importantes modifications, c'est dans la présentation du tronc : « Je puis assurer, dit-elle dans son premier mémoire, n'avoir jamais rencontré aucune position du col, ni du tronc proprement dit. Un seul fœtus a présenté directement la région dorsale au détroit supérieur, et quelques autres ont pu offrir l'abdomen, les côtes ou les lombes; mais tous étaient des avortons de plus de six mois, et on sent combien sont faibles les inductions que l'on voudrait tirer de pareils faits. Nous avons vu une fois, dans un cadavre, le fœtus, fort petit et tout entier, au-dessus du détroit supérieur, offrir, au-dessus de l'orifice utérin, la région lombaire. Le col de la matrice n'était pas dilaté, et il est indubitable que sa dilatation aurait favorisé et produit la descente et la présentation des fesses. J'ai touché plusieurs fois la poitrine dans la plupart des cas où l'épaule s'avançait la première ; j'ai pu toucher les lombes, ou les hanches, ou le bas de l'abdomen, dans certaines positions des fesses, mais il aurait fallu être bien infatué des préjugés et des systèmes théoriques pour trouver là la poitrine ou le dos, l'abdomen ou les lombes, la nuque ou l'oreille, etc. »

Mme Lachapelle admet deux positions pour chaque épaule, suivant que la tête est à droite ou à gauche, mais toujours l'enfant placé transversalement; si parfois la tête est plus en avant ou plus en arrière, cela constitue les variétés diagonales. Cette sage-femme célèbre, tout en rejetant les présentations du dos, du plan antérieur et du plan latéral, comme Gardien et

Capuron, considère cependant que ce plan latéral peut être plus ou moins incliné en avant ou on arrière, mais toujours autour d'un point *fixe,* qui est l'épaule. Ainsi on nomme *acromiales* les présentations de l'épaule proprement dites ; *cubitales,* celles dans lesquelles le coude, supposé appliqué contre le tronc, est situé vers le centre du détroit supérieur ; *claviculaires,* celles dans lesquelles l'épaule, étant au détroit, le tronc se trouverait incliné un peu en avant, et *scapulaires,* celle où le tronc se trouverait incliné légèment en arrière.

Enfin Mme Lachapelle est la première qui enseigne le principe de l'accouchement spontané par l'épaule : « C'est Denman, dit-elle, qui le premier a posé en principe la possibilité de l'accouchement spontané dans toutes les positions, et particulièrement dans celles de l'épaule, pourvu, dit-il, que l'on ne dérange pas par une manœuvre inconsidérée la marche de la nature. » Gardien (p. 532) et Capuron (p. 495) avaient, à la vérité, cité les 30 observations de l'auteur anglais, mais c'est à peine s'ils croyaient à la possibilité de la chose, et ils ne l'avaient remis en mémoire que pour combattre les conclusions de cet accoucheur. Dans son 1er mémoire, Mme Lachapelle indique la version spontanée ; dans le 5e (p. 91), elle décrit l'évolution spontanée, mais elle confond souvent ces deux modes de terminaison, en nous apprenant toutefois que c'est à elle que l'on doit le nom de *spontané* qu'elle a accolé au terme *évolution,* employé par le médecin anglais (1er mémoire, p. 26).

Après cet exposé, on ne peut qu'admirer comment la pratique est venue peu à peu mettre à néant toutes

les affirmations des théoriciens. Quel chemin Mme Lachapelle fit parcourir à l'art obstétrical en simplifiant
ou en annulant bien des doctrines professées jusqu'a-
lors. Solayres, Baudelocque, Gardien, Capuron, Mme Lachapelle, dans un espace de 40 années, sont arrivés à
détruire complétement les hérésies admises depuis
Hippocrate ; et qu'a-t-il fallu pour cela : de la méthode
dans l'observation des faits qui journellement se pas-
saient devant eux.

En 1821, Naegele, professeur à Heidelberg, fit
paraître un article sur le mécanisme de la parturition.
Dans ce mémoire, le professeur allemand ne revient
pas sur les présentations admises de son temps, mais
dit quelques mots des positions du sommet que j'ai
cru bon de rapporter ici. Nous aurons du reste occasion d'examiner plus au détail les observations de
Naegele dans le courant de ce travail, à propos du
mécanisme de chaque présentation.

Pour le moment nous nous bornons à constater
que le professeur de Heidelberg a voulu apporter la
somme de ses connaissances et les résultats de sa
grande expérience à la révision des doctrines anciennes.

« Il est de règle, dit-il, quand la tête traverse le
détroit supérieur du bassin et s'engage dans la cavité
pelvienne, que la petite fontanelle soit tournée du
côté du trou ovalaire gauche : je n'ai jamais reconnu
que la petite fontanelle fût tournée du côté de l'arcade
pubienne, ou immédiatement située derrière la symphyse des pubis.

« On admet généralement que la moins rare à
observer, après la position que je viens de décrire et

qui est la première, est celle dans laquelle le grand diamètre de la tête correspond plus ou moins à l'autre diamètre de Deventer, et la petite fontanelle regarde la cavité cotyloïde droite. C'est la seconde. Quant à la troisième et à la quatrième admises par presque tous les écrivains modernes, on les donne pour plus rares encore que la précédente. Ces données ne sont pas en accord parfait avec les observations que j'ai recueillies pendant plusieurs années avec tout le soin et toute l'attention dont je suis capable. J'ai trouvé qu'après la première position de la tête par le vertex, la troisième est celle qui se présente le plus souvent, tandis que celle que l'on appelle ordinairement la seconde est très-rare. »

A propos des positions de la face, voici quelques mots qu'il est bon d'inscrire : « Dans celui des deux cas d'accouchement par la face qu'il est le plus ordinaire de rencontrer, celui dans lequel la face est tournée en avant, et le front du côté de l'iléon gauche,.....» Et plus loin : « Dans la seconde situation de la tête le front tourné du côté de l'iléon droit se comporte d'une manière inverse. Sur 22 accouchements par la face que la nature opéra seule et que je pus observer avec soin, j'ai trouvé 44 fois le front tourné à gauche, dans les 8 autres cas il regardait à droite. »

Je ne veux pas m'arrêter plus longtemps sur ce mémoire, je voulais seulement l'indiquer à son ordre chronologique et montrer que le premier, M. Naegele signala l'ordre de fréquence des dispositions du sommet.

Dans son traité d'accouchements publié à Heidelberg en 1830, le professeur allemand revient plus explicitement sur ce sujet. L'enfant présente le vertex au détroit supérieur, dit-il, de deux manières le plus souvent : 1° Le pariétal droit (comme étant la partie la plus déclive en avant), la petite fontanelle dirigée à gauche et plus ou moins en avant; 2° le pariétal gauche en avant, la petite fontanelle dans une direction opposée à la précédente, c'est-à-dire à droite et plus ou moins en arrière.

« Les autres positions du vertex, celles par exemple où la tête se place suivant la direction du diamètre transverse, antéro-postérieur ou dans une position oblique, avec la petite fontanelle dirigée à gauche et en arrière, se rencontrent très-rarement comme positions primitives; mais il est infiniment plus rare de rencontrer la petite fontanelle à droite et en avant.

« Dans l'accouchement par la présentation de la face, l'enfant se présente ordinairement de deux manière, savoir :

1° La moitié droite de la face (comme étant la plus déclive) en avant, et le front tourné à gauche;

2° La moitié gauche du visage en avant, et le front tourné à droite.

« La première de ces deux positions étant plus fréquente que la seconde.

« Il y a autant de positions du siége qu'il y a d'espèces de positions de la tête; mais, comme elles n'entraînent aucune différence réelle dans la manière dont l'enfant traverse le bassin, et qu'aucun désavantage spécial ne s'y lie, il suffit d'admettre les deux positions suivantes comme positions principales : 1° Présentation du siége, le dos en avant et tourné vers la paroi de l'utérus, et 2° présentation du siége avec le dos en arrière. Dans l'une et l'autre positions, le dos se trouve, au commencement du travail, situé le plus souvent un peu de côté, c'est-à-dire que les hanches sont dans une ligne qui est plus ou moins parallèle à l'un des diamètres obliques du bassin.

Le mémoire de Naegele parut pour la première fois en 1819 dans les Archives de Meckel, Mme Lachapelle ne pouvait pas en avoir connaissance, pas plus que le professeur de Heidelberg n'avait lu les mémoires de la célèbre sage-femme, qui ne furent publiés que longtemps après. Cependant, si l'on rapproche les travaux de ces deux praticiens on ne peut s'empêcher de reconnaître leur grande similitude. Ces deux observateurs se sont rencontrés sur bien des points et n'eût été le respect profond de Mme Lachapelle pour Baudelocque son maître, nul doute que d'autres erreurs n'eussent été corrigées et qu'elle se contente de laisser entrevoir.

Dans sa thèse inaugurale soutenue en 1826, M. Stolz fut le premier à soutenir les doctrines allemandes. Nous aurons plus loin occasion de revenir sur les doctrines qu'il professe à propos du mécanisme. Mais, pour montrer jusqu'à quel point les accoucheurs laissaient dans l'oubli à cette époque les choses qui pouvaient combattre leurs opinions, je cite ce passage de la thèse du professeur de Strasbourg : « Ce mémoire (celui de Nægele) contient des choses nouvelles qui diffèrent beaucoup de ce qu'on a dit jusqu'à présent. On doute généralement de la véracité des opinions qu'il renferme. C'est pour en confirmer le plus grand nombre que j'écris cet article; depuis deux ans que j'ai eu connaissance de ce mémoire, je me suis attaché à rechercher si ce qui est contenu est vrai. On verra jusqu'à quel point j'en approche. »

Pourquoi faut-il dire que M. le professeur VELPEAU, cet homme dont la vaste intelligence et l'immense talent a toujours fait notre admiration, vint en 1829 publier un traité qui nous fait reculer de vingt ans en arrière. Il n'a tenu compte ni des recherches de Mme Lachapelle ni du mémoire du professeur Naegele que nous venons d'analyser. Sa classification n'est qu'une pâle copie de celle de Gardien, car il n'a pas comme cet auteur le mérite d'avoir simplifié Baudelocque.

La seule chose que l'on puisse louer dans son tableau est une division du fœtus en 3 parties principales, qui peuvent se présenter au détroit supérieur, c'est-à-dire la tête, l'extrémité inférieure du tronc ou pelvis, et le tronc. Chacune de ces présentations principales étant à leur tour divisées en présentations secondaires ou genres qui sont pour la tête, le sommet et la face ; pour le pelvis qu'il considère comme un seul genre, 3 nuances : les pieds, genoux et fesses ; et pour le tronc 3 genres, le plan latéral, le plan postérieur et le plan antérieur.

Dans cette première division nous voyons qu'il a sur Gardien l'avantage d'avoir réuni en une seule présentation les pieds, les genoux et les fesses, et de les avoir confondus dans une même dénomination. Nous allons du reste examiner les raisons qui ont porté cet illustre praticien à revenir aux anciennes formes combattues avec tant de succès par ceux qui l'avaient précédé.

Tête. 2 espèces. { Vertex. 2 espèces... { occipito-antérieure. / occipito-postérieure. } Face. 1 seule espèce au détroit inf. } mento-pubienne.

«En théorie, dit notre auteur, on ne peut nier que l'occiput ne puisse se présenter à tous les points de la circonférence du détroit supérieur, et que par suite il ne soit possible d'établir un nombre infini de présentations. Mais en pratique il est utile de savoir combien il est nécessaire d'en adopter, quelles sont celles que l'on doit particulièrement étudier, et non pas combien on peut en admettre. Or, l'occiput ne se présente jamais que deux de manières au détroit inférieur. Dans l'une, il regarde en avant et se loge dans l'arcade du pubis; dans l'autre, il est tourné en arrière et repousse avec force le bord antérieur du périnée. D'après cette remarque, j'ai pensé que l'on pouvait sans inconvénient ramener toutes les positions du sommet à deux principales, l'une dans laquelle la bosse occipitale regarde un point quelconque de la demi-circonférence antérieure du détroit supérieur; l'autre, dans laquelle la même partie est tournée vers les points diamétralement opposés.

«La position occipito-antérieure comprend les premières positions de Baudelocque, ou les deux premières de Maygrier, Capuron et Dugès, de Mmes Boivin et Lachapelle.

«La position occipito-postérieure comprend, à son tour, les quatrième, cinquième et sixième de Baudelocque, ou les troisième et quatrième des autres auteurs que je viens de citer.»

M. Velpeau refuse d'admettre les positions transversales de Mme Lachapelle, car, dit-il, elles sont très-rares, si jamais elles existent positivement.

Position occipito-antérieure. 3 variétés.	occipito-cotyloïdienne gauche.
	— — droite.
	occipito-pubienne.
Position occipito - postér. 3 variétés.	fronto-cotyloïdienne gauche.
	— — droite.
	fronto-pubienne.

Il est très-étonnant qu'avec la connaissance des travaux antérieurs, M. Velpeau ait persisté à admettre les positions occipito-pubienne et occipito-sacrée. Il avoue lui-même que cette position est extrêmement rare, que Baudelocque ne l'a admise que pour régulariser son cadre, que Maygrier, Capuron et Dugès en ont contesté la possibilité, que Mme Lachapelle ne l'a jamais rencontrée. Il discute les raisons données par Capuron à l'appui de son opinion, que nous avons citée plus haut, et il accorde une certaine valeur à ces objections ; de plus, il avoue lui-même que l'occiput ne doit pas être complétement derrière la symphyse pubienne, car le front ne peut reposer sur la saillie sacro-vertébrale, mais bien sur les ailerons du sacrum, et, sans pouvoir donner un seul exemple de sa manière de voir, se basant simplement sur la diversité des assertions des auteurs, il admet comme possible la position occipito-pubienne. « Bien plus, comme son mécanisme, dit-il, n'est pas le même que celui des positions occipito-cotyloïdiennes, je crois devoir en dire quelques mots. » Quel mécanisme ? si cette position n'existe pas. Au moins eût-il fallu s'assurer de son existence avant de la décrire.

Je l'ai dit en commençant, on ne conçoit pas que M. Velpeau n'ait pas eu connaissance du mémoire de Naegele, publié en 1821; et s'il a pu le lire, pourquoi n'en parle-t-il pas et continue-t-il à mettre en second lieu la position occipito-cotyloïdienne droite que le professeur d'Heidelberg a démontré être bien moins fréquente que l'occipito-droite postérieure. M. Velpeau, qui a été un si profond observateur, a manqué dans cet ouvrage à sa grande réputation, et on pourrait presque le taxer de légèreté.

M. Velpeau fut mieux inspiré pour les présentations de la face, quoiqu'il ait adopté la classification de Baudelocque.

Mento-pubienne au détroit inférieur. 4 variétés.
{ mento-iliaque droite.
    —   —   gauche.
   mento-pubienne.
    —   sacrée.

Mais il corrige cette classification vicieuse dans le cours de son chapitre sur les présentations de la face. Cela fait, il se range entièrement du côté de Mme Lachapelle pour déclarer que cette sorte d'accouchement est presque aussi facile, aussi naturel que celui qui se fait par le sommet. Lui-même a pu observer sept fois l'accouchement par la face; les enfants sont venus vivants et forts; il a laissé faire la nature, et le travail ne lui a point offert de difficultés particulières.

Quant aux positions, il faut savoir, dit-il, que les positions antéro-postérieures sont rares, tellement que Mme Lachapelle ne les a pas observées une seule fois; que si elles ont lieu dans le principe, elles se transforment promptement en position latérale; enfin, que

dans les positions iliaques, le diamètre fronto-mentonnier est plus souvent dirigé un peu obliquement
que transversalement. Enfin, il admet les variétés
indiquées par Mme Lachapelle.

Suivant encore l'exemple donné par Mme Lachapelle,
sinon dans sa classification, au moins dans le courant
de ses écrits, Velpeau réunit en une seule présentation, sous le nom de *présentation du pelvis*, celle des
fesses, des genoux et des pieds. Cependant l'accouchement n'est plus naturel pour lui dans cette présentation; aussi il met en tête de son chapitre : « De l'Eu-
tocie non naturelle, » la longueur du travail, la
fréquence des enfants mort-nés dans cet accouchement, la compression du cordon, le volume moindre
de la partie qui se présente, qui ne fait plus alors le
chemin à la tête, sont les causes qu'il invoque à l'appui de son opinion.

Quant aux positions, il divise la présentation du
pelvis, comprenant pieds, genoux et fesses en deux
espèces, comme pour le sommet.

Pelvis. 2 espèces.... { 1° sacro-antérieure.
{ 2° sacro-postérieure.

Pour établir ces positions principales, Velpeau s'appuie sur les mêmes motifs que ceux que nous avons
déjà cités pour le sommet, le siége pouvant se mettre
en rapport avec tous les points du détroit supérieur
mais comme dans la pratique, ce qui est le plus im-
portant, c'est de savoir si le dos est en dessus ou en
dessous, alors il considère d'abord ces deux positions
principales, qui renferment toutes les autres, au
nombre de six.

1° Sacro-antérieure.. { gauche. / droite. / pubienne.

2° Sacro-postérieure.. { droite. / gauche. / sacrée.

Velpeau considère que les positions de l'extrémité pelvienne peuvent être franches ou irrégulières. Dans fes premières, les cuisses sont fléchies sur le tronc, les jambes sur les cuisses, les fesses et les pieds, se présentent ensemble au détroit supérieur. Ces positions franches peuvent offrir des variétés suivant que le lœtus est plus ou moins incliné en avant, en arrière, sur les côtés, de telle sorte que le devant des jambes, la face postérieure du coccyx, une tubérosité sciatique peut occuper le centre du détroit supérieur.

Les positions irrégulières sont celles dans lesquelles les membres abdominaux ne conservent pas leurs rapports normaux avec le tronc, soit parce que les pieds descendent les premiers, soit parce que les fambes se relèvent sur le plan antérieur du tronc, soit que les genoux descendent, ces diverses parties se déplaçant ensemble ou isolément. D'où il suit, ajoute Velpeau, qu'il n'y a pas de position primitive des pieds, des genoux avant la rupture de la poche amniotique; que ce ne sont là que des nuances d'une seule et même espèce fondamentale, la présentation de l'extrémité pelvienne du fœtus. Pourquoi faut-il ajouter après cet exposé si parfait et si conforme aux lois de la nature M. Velpeau crut devoir, « par respect pour les idées reçues », décrire séparément la présentation des pieds, des genoux et des fesses.

« Il est incontestable, ajoute cet auteur, que le tronc se présente quelquefois au détroit supérieur autrement que par la tête ou le pelvis ; mais est-il vrai que ces présentations offrent des nuances aussi diverses, aussi multipliées que les auteurs l'ont avancé? Ensuite, est-il démontré que l'enfant puisse présenter également ses trois plans principaux à l'entrée du bassin ; qu'on n'ait pas pris des positions inclinées du côté pour des positions du plan dorsal ou du plan abdominal? D'après Mme Lachapelle, les positions des régions antérieure et postérieure n'ont jamais lieu, et celles du côté sont les seules que l'on conçoive, si ce n'est chez quelques avortons ; elle soutient que les positions de la face dorsale ne manqueraient pas de se transformer, sous l'influence des contractions utérines, en position de l'épaule, si elles ne finissaient pas par se réduire à quelques positions de la tête ou du pelvis. Pour moi, je pense que le dos et le plan antérieur de l'enfant peuvent se présenter au détroit supérieur ; que ces positions ont été observées, mais quelles sont rares, et qu'elles diffèrent assez peu des positions du côté pour n'obliger qu'à de très-légères modifications dans la manœuvre propre à ces dernières.

Tronc....
- 1° Plan latéral. 1 esp., l'épaule.
  - 1. Tête à gauche.
  - 2. Tête à droite.
- 2° Plan postér. 1 esp., le dos.
  - 1. Tête à gauche.
  - 2. Tête à droite.
- 3° Plan antér. 1 esp., la poit.
  - 1. Tête à gauche.
  - 2. Tête à droite.

Nul doute que la main de l'accoucheur ne soit souvent nécessaire et même indispensable lorsque ce n'est ni la tête ni le pelvis qui se présente ; mais il est certain aussi que dans beaucoup de cas l'organisme seul triompherait de cette difficulté si on abandonnait l'accouchement à lui-même. »

M. Velpeau établit définitivement la possibilité de la transformation des présentations du tronc, il va plus loin quand il avance que les positions en apparence les plus désavantageuses seraient quelquefois remplacées par des positions normales si tous les accoucheurs étaient assez instruits pour savoir attendre.

Ces mouvements successifs qu'exécute le fœtus dans la cavité utérine ont été mentionnés par Denman, sous le titre d'évolution spontanée, et par Murat, sous celui de version spontanée. M. Velpeau les comprend sous le nom général d'évolution spontanée et donne à ce sujet une observation qui lui est propre et où il n'est question que d'une version spontanée. Puis dans le cours de l'article il s'élève contre la doctrine de Denman, qui conseille d'attendre toujours dans les présentations du tronc.

Les présentations du tronc sont rangées par notre auteur dans la distocie ; nous avons vu qu'il ne considérait pas comme tout à fait naturel l'accouchement par l'extrémité pelvienne : aussi, quoique à son avis les choses peuvent, dans ces deux cas, se terminer spontanément, il n'admet pas le principe de l'unité du mécanisme, que nous allons voir développé par M. Dubois.

En arrivant aux travaux de M. le professeur Paul Dubois, faut-il avouer qu'en lisant les mémoires laissés par lui sur toutes les questions qui nous intéressent, je fus sur le point de laisser de côté toute la première partie de cette étude? Je ne savais pas que je reprenais une question que cet éminent professeur avait traitée de main de maître et que je la reprenais sans pouvoir y ajouter rien de nouveau. Si j'ai persisté dans ma résolution, si j'ai continué à parcourir la même route que celui qui fut notre maître à tous, c'est que je pensais pouvoir rappeler les services immenses que M. Paul Dubois rendit à la science obstétricale et que j'étais sûr alors d'être écouté par les nombreux élèves dont il a peuplé la France et l'étranger.

La plus importante de toutes les publications éparses dans mille recueils est sans contredit son mémoire sur le mécanisme, publié en 1834. Dans ce mémoire, M. Paul Dubois tient à établir d'abord ce que l'on doit entendre par présentation. « Il n'est aucun point de la surface du fœtus, dit-il, qui dans des conditions données ne puisse pendant l'accouchement s'offrir au détroit abdominal et à l'orifice utérin et par conséquent devenir accessible au doigt quand celui-ci est suffisamment dilaté. Si l'on est d'accord sur ce point, la question ne doit pas être posée, à notre avis, comme l'a fait Mme Lachapelle; elle ne doit pas consister à rechercher quelles sont les régions du fœtus qui peuvent se présenter à l'orifice utérin, dans le cours du travail, et quelles sont celles que leur forme particulière doit en exclure, afin de déterminer d'après le nombre des premiers celui des présentations qui doivent être admises; car à ce titre tous les points différents imaginables sur la surface du fœtus auraient un droit égal à constituer une présentation, puisqu'il n'en est aucun, comme nous l'avons dit, qui ne puisse se trouver en rapport avec l'orifice utérin et le détroit abdominal. C'est là ce que firent Solayres et Baudelocque dans leur classification. Si au contraire, à l'exemple de Mme Lachapelle, de mon père et de beaucoup d'autres accoucheurs sans doute, l'on n'applique le nom de présentation qu'à la présence d'une région de la surface du fœtus assez considérable pour occuper tout le détroit abdominal, si d'un autre côté l'on rattache tous les rapports possibles et différents de la région qui se présente avec le contour du détroit abdominal, à un petit nombre d'éléments fondamentaux dont le choix sera d'accord avec les lois qui régissent le mécanisme de l'accouchement, alors le nombre des présentations et des positions sera beaucoup plus restreint et cette réduction satisfera parfaitement à toutes les exigences de la théorie et de la pratique.

« D'après ces idées nous distinguerons chez le fœtus trois régions principales, savoir : 1° la tête ou extrémité céphalique ; 2° le pelvis ou extrémité pelvienne ; 3° le tronc. Ainsi nous n'admettrons que trois genres de présentations fondamentales :

« 1° Présentations de l'extrémité céphalique ;

« 2° Présentations de l'extrémité pelvienne ;

« 3° Présentations du tronc. »

Faisons remarquer de suite, avant d'aller plus loin, que cette première division avait été déjà indiquée par M. Velpeau. Cependant quand l'extrémité céphalique se présente à l'entrée du bassin elle est ordinairement fléchie, mais quelquefois elle est étendue. Ces deux manières d'être constituent les présentations du sommet et les présentations de la face parce que ces deux parties sont les seules accessibles au toucher.

« Quand l'extrémité pelvienne se présente, et nous entendons par cette expression l'ensemble des parties

qui constituent cette extrémité de l'ovoïde fœtal, c'est-
à-dire les fesses et les membres abdominaux réunis,
tantôt toutes ces diverses parties s'engagent à la fois,
tantôt, soit pendant le cours du travail, soit avant,
les membres abdominaux se relèvent et s'étendent
sur le plan antérieur de l'enfant et les fesses restent
seules au détroit supérieur ; d'autres fois les pieds
séparés des fesses et plus rapprochés de l'orifice utérin s'engagent et descendent les premiers ; enfin dans
quelques cas qui sont beaucoup plus rares les membres abdominaux se défléchissent partiellement, ce
sont les genoux qui s'offrent et descendent les premiers. Nous ne ferons pas comme les anciens accoucheurs autant de présentations ; nous ne voyons dans
ces diverses circonstances que des moyens ou des
modes différents dont la nature se sert pour expulser
l'enfant quand il se présente par l'extrémité pelvienne
et nous comprendrons sous une même dénomination
de présentation de l'extrémité pelvienne, les présentations des fesses, des pieds et des genoux. »

M. Dubois fait remarquer que dans les présentations en quelque sorte parfaites du sommet, de la
face, de l'extrémité pelvienne, la partie qui se présente
au-dessus du détroit supérieur se présente d'aplomb,
dans l'aire de ce détroit ; mais cela n'arrive pas toujours, et dans les présentations du sommet, le front.
la région occipitale, même la nuque, les côtés de la
tête, suivant l'inclinaison de l'enfant, se présenteront
avec une partie du sommet. Dans la présentation de
la face, et suivant la même cause, le front, le menton, la joue, peuvent accompagner une partie de la
face. Dans la présentation de l'extrémité pelvienne,

les lombes, les organes génitaux, le pubis et la partie inférieure de l'abdomen, une des fesses, la hanche se présentent au lieu que devraient occuper les deux fesses réunies. Ces particularités peuvent constituer des variétés mais ne sauraient former de véritables présentations.

« Maintenant, si par la pensée on distrait du fœtus les deux régions obstétricales dont nous venons de parler, il est aisé de voir que ce qui reste se borne au tronc et au torse, c'est-à-dire une partie comprise entre les hanches d'une part et les épaules de l'autre. Quand cette partie du fœtus vient accidentellement s'offrir au détroit supérieur, elle répond presque constamment à cette ouverture par un de ses côtés. Cette vérité doit conduire à une division naturelle du tronc fœtal en deux moitiés latérales, chacune d'elles comprenant l'épaule, le côté de la poitrine et le flanc ou le côté proprement dit, et de plus la moitié correspondante de la région antérieure de la poitrine et de l'abdomen, et la moitié correspondante du dos et des lombes. Chacune de ces parties que nous désignerons sous le nom de régions latérales du fœtus peut s'offrir au détroit supérieur : de là deux sortes de présentations du tronc, savoir :

« Des présentations de la région latérale droite;

« Des présentations de la région latérale gauche. »

M. Paul Dubois fait encore remarquer que dans ces sortes de présentations, c'est l'épaule qui en général répond au centre du détroit supérieur; mais quelquefois cette épaule est assez éloignée, et le côté de la poitrine ou celui de l'abdomen peuvent être les signes caractéristiques de la présentation.

De même que dans le sommet la face et le pelvis, les présentations des régions latérales peuvent donc être franches ou régulières, et elles le sont quand l'épaule ou le côté répondent en plein au détroit abdominal; et elles peuvent être irrégulières lorsque le fœtus est incliné en avant ou en arrière. C'est bien certainement à de pareilles variétés que se rapportent les présentations du dos, des lombes, de l'abdomen des anciens auteurs.

« Lorsque le fœtus se présente à l'entrée du bassin par l'une des régions que nous avons indiquées, ses rapports avec ce canal et avec la matrice dans laquelle il est renfermé sont loin, comme on le pense bien, d'être toujours les mêmes. Nous ne connaissons jusqu'ici qu'une partie des rapports du fœtus, c'est-à-dire ceux de chacune des extrémités céphalique ou pelvienne, avec la cavité ovoïde dans laquelle il est renfermé. Or la situation particulière de la tête, de l'extrémité pelvienne ou du tronc avec le contour du détroit abdominal nous donnera cette connaissance.

« Presque tous les accoucheurs avaient jusqu'ici divisé le bassin eu deux moitiés, l'une antérieure, l'autre postérieure, et cela provenait des idées particulières qu'ils avaient sur le mécanisme de l'accouchement naturel. Nous pensons que pour la classification des positions, le bassin doit être divisé en deux moitiés latérales, l'une gauche, l'autre droite, en nous basant sur notre expérience personnelle. Ces deux moitiés seront, sur le détroit supérieur, nos seuls points de reconnaissance. Dans les présentations du sommet, franches ou régulières, l'occiput est en rapport avec la moitié gauche ou avec la moitié droite, du détroit abdominal : de là deux positions, une occipito-latérale droite, et une occipito-latérale gauche. Il n'est pas douteux que l'occiput ne puisse se trouver en rapport avec tous les points imaginables sur chacune de ces moitiés, mais cela ne constitue que des nuances.

«Cette même règle doit s'appliquer aux présentations de la face : ainsi deux positions, mento-latérale droite et mento-latérale gauche. Mme Lachapelle n'en avait pas admis d'autres.

« Les présentations de l'extrémité pelvienne comprennent deux positions, sacro-latérale gauche et sacro-latérale droite, que nous établissons pour les mêmes raisons que celles de la face et du sommet.

« Enfin les présentations des régions latérales du tronc, régulières ou non, comprennent deux positions : une céphalo-latérale gauche, et une céphalo-latérale droite.

« Ainsi, pour nous résumer.

Présentations du sommet régulières ou irrégulières. 2 posit.	Occipito-latérale gauche.
	— — droite.
Présentations de la face régulières ou irrégulières. 2 positions.	Mento-latérale droite.
	— — gauche.
Présentations de l'extrémité pelvienne régul. ou irrégul. 2 pos.	Sacro-latérale gauche.
	— — droite.
Présentations de la région latérale droite. 2 positions.	Céphalo-latérale gauche.
	— — droite.
Présentations de la région latérale gauche. 2 positions.	Céphalo-latérale gauche.
	— — droite.

Dans le même article, que nous aurons occasion de voir plus en détail dans le cours de ce travail, M. Paul Dubois avance : « Que dans les positions occipito-la-

térales gauches, l'occiput est presque toujours dirigé
obliquement en avant et que, dans les positions occi-
pito-latérales droites, il est plus souvent dirigé obliquement en arrière.

« Enfin, dans une publication de 1841, le professeur
de la Faculté considère que dans les présentations du
sommet, la tête est fléchie et l'occiput se trouve placé
du côté gauche derrière la cavité cotyloïde. Par conséquent la position occipito-iliaque gauche antérieure
est la plus commune. Celle qui vient immédiatement
après est la position occipito-iliaque droite postérieure
dans laquelle l'occiput répond à la symphyse sacro-
iliaque droite.

« Il est inutile de décrire les deux autres positions
du sommet, savoir : occipito-iliaque droite antérieure
et occipito-iliaque gauche postérieure. »

Ainsi voilà les présentations du sommet bien établies, et les quatre positions diagonales que nous avons
déjà vu proposer par quelques auteurs se trouvent
ainsi confirmées par la pratique.

« Pour les présentations de la face dans lesquelles
le bassin a été comme pour toutes les autres divisé en
deux parties égales gauche et droite, les rapports
de la tête sont les mêmes que pour le sommet,
seulement l'occiput se trouve remplacé par l'autre
extrémité. C'est cette partie qui doit s'engager la première dans le bassin, et qui va servir à déterminer la
position. Dans la position mento-iliaque gauche, le
menton est presque toujours dirigé en avant ; il est
le plus souvent dirigé en arrière dans la position
mento-iliaque droite. Ainsi l'on voit survivre ici la
loi qui existait pour les positions du sommet. L'expé-

rience démontre de suite que la tête, soit fléchie, soit étendue, est soumise aux mêmes lois dans les deux cas, les positions se correspondant; en sorte que la position mento-iliaque droite postérieure serait plus fréquente que la position mento-iliaque gauche antérieure, car elle répond à la position occipito-iliaque gauche antérieure qui, dans les présentations du sommet, est la plus commune.

Dans les présentations du siége, beaucoup plus communes que celles de la face, on distingue deux positions, l'une sacro-iliaque gauche, et l'autre sacro-iliaque droite. Dans ces deux positions, le sacrum peut se trouver en rapport avec toute la circonférence du bassin. Quand le sacrum occupe le côté gauche, il est dirigé en avant; quand c'est le côté droit, il est dirigé en arrière. De là deux positions plus fréquentes, la première sacro-iliaque gauche antérieure, la seconde sacro-iliaque droite postérieure.

Pour les présentations du tronc, M. Paul Dubois admet deux positions, et comme ces présentations résultent le plus souvent, à son avis, du déplacement de la tête au-dessus du détroit supérieur, tête qui au lieu de contracter des rapports fixes avec ce détroit glisse sur la marge du bassin, il est facile de concevoir que les positions céphalo-iliaques gauches seront les plus fréquentes. Dans ces positions l'accouchement pourra se terminer de plusieurs manières; mais il faut dire d'abord que l'impossibilité de l'accouchement est la règle. Cependant il n'est pas impossible, avant la rupture des membranes, que la tête quitte la place qu'elle occupe pour se présenter au détroit supérieur en première position du sommet ou bien encore a tête peut se relever, et ce sont les fesses qui se présentent (version spontanée); d'autres fois après la rupture des membranes, le fœtus peut être expulsé ployé en double.

« Cela ne se voit que dans les présentations de l'épaule. Le premier effet des contractions utérines est le pelotonnement du fœtus. Celui-ci se moule sur la cavité contractile dans laquelle il est contenu. Puis, les contractions continuant avec énergie, l'épaule s'engage dans la filière du bassin..., etc.

« Tel est le mode de terminaison de l'accouchement que Denman a nommé *évolution spontanée*, et qui a été signalé par cet auteur en 1772. »

N'oublions pas, pour terminer, cette remarque de l'éminent professeur : « Dans toutes ces positions, l'accouchement est possible spontanément, ce qui ne veut pas dire que dans toutes il soit également heureux. Dans l'étude de chacune d'elles en particulier, l'on verra des lois si régulières, qu'il suffira de les connaître dans une, pour les pressentir dans les autres. »

Pour terminer ce qui a rapport à M. Paul Dubois, je ne puis mieux faire que de citer un passage que l'on peut extraire soit du traité d'accouchements de Cazeaux, soit de celui de Chailly, deux élèves du professeur de la Faculté qui, à deux ans d'intervalle, publièrent les idées qu'ils avaient puisées à si bonne source.

« M. Næegele et P. Dubois, se fondant sur ce que l'accouchement s'effectue d'après les mêmes lois, dans la plupart des cas, quelle que soit la position, ont divisé le bassin en deux moitiés latérales, et n'ont admis alors pour chaque présentation que deux positions, une gauche et une droite. Mais, comme la partie qui sert de point de repère sur la présentation, l'occiput par exemple pour le sommet, peut être en rapport avec tous les points de ces deux moitiés, on ajoute à cette désignation de position occipito-iliaque gauche ou droite, les mots d'antérieure transversale et postérieure, suivant que l'occiput est en avant, transversalement ou en arrière. Ces variétés de position n'ont qu'une importance secondaire en pratique, puisque l'accouchement, comme on le verra, est le même dans chaque présentation, quelle que soit la position. Mais il est bon d'en tenir compte, puisqu'elles servent à expliquer certaines anomalies rares dans les mouvements que la tête doit exécuter en parcourant le canal pelvien, et leur connaissance exacte guide l'accoucheur dans les cas où il est obligé d'intervenir.

MM. Nægele et P. Dubois ont de même admis pour la face deux positions : mento-iliaque droite et mento-iliaque gauche. Le menton est à droite ou à gauche, toujours avec les mêmes nuances antérieure, transversale, postérieure ; pour l'extrémité pelvienne, deux positions aussi : sacro-iliaque gauche, sacro-iliaque droite, antérieure, transversale ou postérieure.

Enfin, deux positions pour la région latérale gauche du tronc ou épaule gauche : céphalo-iliaque gauche, céphalo-iliaque droite ; et deux pour la région latérale droite : céphalo-iliaque gauche et céphalo-iliaque droite. Mais on ne rencontre pas pour ces présentations du tronc les mêmes variétés ; leur situation est presque toujours transversale.

J'ai emprunté presque tout ce que je viens de dire sur la classification, aux savantes leçons de M. Paul Dubois.

Depuis 1842 jusqu'à nos jours, rien n'a été changé dans la classification que je viens de rapporter. L'ouvrage de Chailly en est à sa 4ᵉ édition, celui de Cazeaux à sa 7ᵉ, et dans tous nous trouvons la même classification sans aucun changement. Cela prouve l'excellence de la méthode de M. P. Dubois. Outre les deux traités d'accouchements dont je viens de parler, trois ouvrages spéciaux ont paru en France depuis 1841, époque des dernières publications que nous ayons relevées. Le premier est celui du professeur Moreau qui a voulu, dans sa classification, faire revivre une partie des présentations de Baudelocque et de ses élèves. Cependant, Moreau en principe admet la théorie de Naegele; mais sa classification, pour ainsi dire bâtarde, ne fut pas adoptée.

M. JACQUEMIER, en 1829, publia sur les accouchements un livre, qui n'est peut-être pas assez consulté. Nous trouvons dans la classification des accouchements adoptée par cet auteur tous les principes de Naegele, Stolz et Dubois. Elle ne diffère que par quelques dénominations et par la distinction de quatre positions pour chaque plan latéral. Notre auteur avait en vue de régulariser ainsi la nomenclature en adaptant à chacune des cinq présentations admises quatre positions distinctes : gauche antérieure et postérieure droite antérieure et postérieure. Malheureusement, pour les présentations de l'épaule, cette innovation est un peu fantaisiste, car il est bien dificile d'assigner à la tête dans la fosse iliaque un point fixe comme l'é-

minence iléo-pectinée, ou la symphyse sacro iliaque.
Aussi M. Jacquemier avait-il proposé de remplacer le
point de repère, la tête, par l'acromion, et suivant
que cette partie était plus en avant ou plus en arrière,
à gauche ou à droite, la dénomination s'ensuivait.
Cette classification n'a pas été adoptée.

Enfin, M. JOULIN, en 1866, publia un traité d'accouchements dans lequel, après avoir exposé les classifications de Dubois, Stolz, Pajot, etc., de presque
tous les accoucheurs, propose la sienne, où il remplace
le mot *mento* par le mot *fronto* : autrement dit, au
lieu de prendre dans les présentations de la face le
menton comme point de repère sur l'enfant, il propose de prendre le front. De cette façon, et c'est pour
cet auteur le but qu'il poursuit, une formule générale
pourra s'appliquer aux présentations du sommet de la
face et de l'extrémité pelvienne. Je suis loin de blâ-
mer cette innovation que M. le professeur Depaul a
voulu depuis longtemps introduire dans la classification. J'ajouterai même que, dans les présentations
de la face, la variété frontale étant, sans contredit, la
plus fréquente, le doigt de l'explorateur, pendant le
toucher, arrive presque toujours directement sur cette
partie, et que le rapport avec les différents points du
détroit supérieur se trouve établi d'une façon immédiate, sans que l'on soit obligé de faire ce petit calcul,
bien simple il est vrai : si le front est ici, où est le menton ? et de déduire ainsi du connu à l'inconnu. Cependant, il est un point qu'il ne faut pas oublier et qui
me fait conserver la dénomination de M. Dubois ;
c'est que le menton est cette partie de la face qui doit
sortir la première, celle que l'on suit dans le mouve-

ment de rotation, enfin, le point terminal de la tige fœtale poussée par les contractions utérines. Je pense que, dans l'esprit de tous, le rapprochement entre le menton et l'occiput est plus simple. Dans les présentatious du sommet, on suit l'occiput que l'on voit s'avancer, tourner, et sortir sous la symphyse des pubis. Dans les présentations de la face, ce sera le menton qui s'avancera, tournera, et sortira définitivement sous la symphyse pubienne. Et, de cette façon, la dénomination employée apprendra non-seulement les rapports de la partie avec le détroit supérieur, mais encore, en quelque sorte, la suite des transformations normales que cette partie doit subir pour son expulsion.

Je n'ajouterai rien à cette partie, longue, très-longue, peut-être trop étendue. J'ai voulu faire cette étude consciencieusement. J'ai consulté beaucoup d'auteurs et j'ai tenu à comparer les opinions de celui qui succédait avec celles de son prédécesseur ; j'espère avoir rempli mon cadre aussi bien que possible. Je n'ai pas cité tous les auteurs ; quelques-uns, surtout parmi les anciens, ont pu m'échapper. Quant aux modernes, je dirai qu'à partir de la première classification de Solayres, il n'est pas un seul auteur ayant écrit sur les accouchements qui n'ait voulu avoir la sienne. Elles n'étaient pas toutes importantes, au même titre, et j'ai dû nécessairement en négliger quelques-unes. Les principales, celles que j'ai exposées, peuvent être considérées comme les jalons placés de loin en loin qui ont tracé le chemin à M. le professeur Paul Dubois pour établir sa nomenclature généralement adoptée aujourd'hui.

SECONDE PARTIE

DU MÉCANISME DANS LES DIFFÉRENTES PRÉSENTATIONS.

« Dans toutes les positions que l'enfant peut prendre
pour se présenter au détroit supérieur, l'accouchement
est possible spontanément, ce qui ne veut pas dire,
que dans toutes il soit également heureux. Dans l'é-
tude de chacune d'elles en particulier, on verra des
lois si régulières, qu'il suffira de les connaître dans
une, pour les pressentir dans les autres. »

Dans ces paroles de M. Dubois, se trouve constituée
l'unité du mécanisme des accouchements. Le bassin est un canal qui a une forme déterminée et des
dimensions sensiblement toujours les mêmes. Le
fœtus présente un volume et une configuration ne
présentant que des variations peu marquées, au terme
de la grossesse. Or, pour que le produit de la conception puisse franchir l'espace qui le sépare du
monde extérieur, il est certains mouvements, certaines transformations qui lui sont propres, et sans lesquelles la nature ne peut compléter son œuvre.

Depuis Baudelocque, on a cherché à distinguer les
uns des autres les divers mouvements qu'exécute le
fœtus, en pénétrant, en parcourant, et en sortant du
canal pelvien. Le but de cette division, est surtout de
rendre l'étude du mécanisme plus facile, car les transformations que nous allons étudier maintenant ne

sont pas toujours facilement séparables. On a donné le nom de *temps* à chacune de ces divisions, et ces temps ont été mis au nombre de cinq par M. Dubois. Les premiers ouvrages de Chailly et de Cazeaux ont reproduit la pensée du maître, et les cinq temps ont continué de régner seuls jusqu'au moment où M. Tarnier, agrégé de la Faculté, voulant mettre le livre de Cazeaux à la hauteur de la science pour bien des parties restées jusqu'ici dans l'ombre, crut devoir ajouter un 6° temps au mécanisme de l'accouchement spontané.

Ce sixième temps comprend l'expulsion du tronc dans les présentations du sommet, de la face, et celle de la tête dans les présentations du siége et dans l'évolution spontanée. Dans cette dernière, le 6° temps n'était peut-être pas très-nécessaire; mais, comme dans tous les cas le fait existe, pour conserver l'unité du mécanisme, il était bon de joindre ce dernier temps aux cinq premiers. Dans les présentations du siége, ce 6° temps est réellement utile. Il n'est pas un accoucheur qui n'ait eu à lutter contre d'immenses difficultés, alors que, le tronc sorti, la tête du fœtus défléchie était restée au-dessus du détroit supérieur. Les règles, les préceptes que l'on doit donner, lorsque dans les présentations du siége le 6° temps ne s'exécute pas spontanément, ne peuvent s'appliquer à aucun des autres temps du mécanisme. De plus, même quand l'expulsion se fait spontanément, il n'est pas rare de voir un temps d'arrêt très-bien marqué entre le moment où les épaules ont franchi la vulve, et celui où la tête appuyée contre cette ouverture va sortir à son tour. C'est donc, à mon avis, surtout dans les présenta-

tions de l'extrémité pelvienne, que le 6° temps est nécessaire.

Dans les deux autres présentations, celles de la face
et du sommet, le 6° temps s'applique surtout à la sortie des épaules, et si, le plus souvent, il ne se passe
rien d'anormal pendant cette période de l'expulsion
fœtale, il n'en est pas moins vrai que l'on est obligé
quelquefois de prendre certaines précautions ordon-
nées par le volume de cette partie, ou tout au moins
par la réduction insuffisante du diamètre bis-acro-
mial. M. Jacquemier d'abord et M. Bailly, agrégé à la
Faculté de Paris, a dernièrement publié un cas de distocie provoquée par le volume considérable des épaules,
et a fait remarquer que ces cas ne sont pas aussi rares
qu'on le pense généralement. Ces faits seraient déjà
suffisants pour légitimer l'innovation de M. Tarnier,
si dans l'expulsion toute spontanée, la nature n'indi-
quait pas elle-même ce 6° temps. En effet, d'une manière générale chez la femme primipare, après la rotation externe de la tête, le travail s'arrête pendant un
laps de temps à la vérité très-faible, mais cependant
bien indiqué, et de nouvelles contractions sont nécessaires pour terminer le dégagement du fœtus.

Nous admettrons donc avec M. Tarnier, six temps
dans ce mécanisme de toutes les présentations. Mais,
sachons bien qu'il ne faut pas entendre par temps un
espace horaire déterminé ; tel peut s'exécuter en une
seconde, tel autre demandera 5, 10, 15 ou 20 minu-
tes, quelquefois plus. En outre, il n'est pas toujours
possible d'établir une limite précise entre deux temps
successifs ; ils peuvent se suivre si bien, être si parfaitement liés l'un à l'autre, qu'il faut se contenter de

constater leur exécution, sans pouvoir préciser le moment où ils se passent.

Ceci étant dit, nous allons étudier le mécanisme de l'accouchement spontané dans chacune des présentations du sommet, de la face, de l'extrémité pelvienne et du tronc. Nous supposerons toujours la présentation franche, la grossesse à 9 mois, la femme primipare et l'enfant d'un poids moyen de 3,000 grammes, le volume normal correspondant au poids.

1° PRÉSENTATIONS DU SOMMET.

La fréquence des présentations du sommet a été établie par tous les auteurs; nous avons déjà vu, dans notre première partie, les idées de chacun d'eux à ce sujet. Des chiffres à l'appui ont été donnés dans tous les ouvages classiques, nous ne les reproduirons pas ici.

La présentation du sommet comprend quatre positions principales. Les deux transversales sont intermédiaires aux autres. De ces quatre positions nous décrirons le mécanisme dans les deux premières seulement. Les choses se passent en effet dans la troisième position de la même manière que dans la première, mais en sens inverse, et dans la quatrième absolument comme dans la seconde, également en suivant une direction inverse.

Première position. — *Occipito-iliaque gauche antérieure.* Dans cette position le sommet de la tête se présente, la suture sagittale étant parallèle au diamètre oblique gauche du bassin. L'occiput répond à l'éminence iléo-pectinée gauche et le front à la symphyse sacro-iliaque droite. Le diamètre occipito-frontal correspond au diamètre oblique gauche, et le diamètre bipariétal ne correspond pas directement avec l'oblique droit. La bosse pariétale gauche est bien en rapport avec la symphyse sacro-iliaque gauche, mais la bosse pariétale droite est placée à peu près au milieu de la branche horizontale du pubis du côté droit.

La tête se présente-t-elle perpendiculairement au plan du détroit supérieur? Autrement dit, la tête est-elle placée de telle façon que la partie médiane, celle occupée par la suture bipariétale, vienne la première traverser le plan du détroit supérieur? A ce sujet, les auteurs ne sont pas d'accord. Baudelocque ne parle pas de cette obliquité de la tête. « Dans le premier moment du travail, dit-il, c'est assez souvent la partie moyenne de la suture sagittale que l'on rencontre au centre du bossin (1). » Gardien connaissait mieux cette particularité. « Dans le premier moment du travail, c'est ordinairement un des pariétaux qui se présente. Si l'on se rappelle l'inclinaison de l'axe du détroit supérieur, on conçoit facilement que la tête qui doit s'accommoder à la direction de cet axe, doit elle-même décrire une ligne oblique et présenter un de ses côtés au lieu de plonger perpendiculairement. Il résulte de là que les deux bosses pariétales ne tendent pas à s'engager en même temps; mais que celle qui est au-dessous est déjà parvenue dans l'excavation avant que l'autre rencontre le rebord du détroit abdominal (2). »

(1) Baudelocque, loc. cit., t. I, p. 220; 1781.
(2) Gardien, loc. cit., t. II, p. 310; 1807.

Capuron, au contraire, prétend que c'est la bosse pariétale gauche, celle qui répond à la partie postérieure
gauche du bassin qui s'engage la première (1). Mme Lachapelle ne pense pas non plus que la tête soit inclinée
sur le plan du détroit supérieur. Dans son premier
mémoire, au sujet de sa bosse séro-sanguine qui était
pour le professeur Chaussier, après la naissance,
un indice de la position qu'avait occupée le fœtus, la
sage-femme de la Maternité ajoute : « Le plus souvent
au crâne, cette ecchymose est latérale. Qu'on n'aille
pas insérer de là que la tête a présenté son côté ou du
moins la moitié latérale de son sommet au détroit supérieur (2). »

Nægele, dans son mémoire, établit de nouveau la
position oblique de la tête au moment de son engagement. Ainsi, « la tête a une situation tout à fait oblique
par rapport au détroit du bassin, de sorte que la partie
la plus basse ou la plus profonde n'est pas le vertex ou
la suture sagittale, mais le pariétal droit. La suture
sagittale est beaucoup plus rapprochée de la saillie du
sacrum que du pubis, et partage obliquement en deux
portions très-inégales l'orifice de la matrice qui fait
saillie en arrière, et presque toujours à gauche (3).

M. le professeur Dubois a repris la question : « La
tête du fœtus, dit-il, ne s'offre pas dans une direction
exactement perpendiculaire au plan du détroit supérieur; mais, au contraire, dans une direction légèrement oblique; et telle est cette disposition de la tête,

(1) Capuron, loc. cit., t. I, p. 223; 1824.
(2) Mme Lachapelle, Loc. cit., t. I, p. 32; 1825.
(3) C Nœgelé, Dictionn. complément., t. IX, p. 34; 1821.

que le pariétal droit qui est en avant, se trouve évidemment plus bas que le pariétal gauche qui est en arrière; et que la bosse pariétale droite est déjà descendue dans l'excavation lorsque la bosse pariétale opposée est encore au-dessus du détroit supérieur en arrière; la la suture bipariétale, au lieu de se trouver sur le trajet de l'axe du détroit supérieur, est un peu plus en arrière que cet axe, et elle regarde la dernière ou l'avant-dernière pièce du sacrum. Cette inclinaison de la tête fœtale portée au degré auquel nous venons de la supposer, doit être considérée comme une condition normale, et distinguée par cela même de l'inclinaison irrégulière et défectueuse.

M. Dubois combat ensuite l'opinion de Nægele, comme exagérée; pour que la suture bipariétale regardât la première ou la seconde pièce du sacrum, il faudrait que l'enfant fût presque couché sur la paroi antérieure de l'abdomen dans une situation presque horizontale, et dans ce cas on sentirait toujours l'oreille du fœtus au détroit supérieur. Or, c'est là un fait rare. « De plus, il ne faut pas oublier que l'ouverture par laquelle nos explorations manuelles ont lieu, n'est pas placée dans une direction parallèle au plan de celle dans laquelle la tête du fœtus est engagée, mais dans une direction toute différente. Il résulte de ce que nous avons dit, que la tête du fœtus se présente modérément inclinée au détroit supérieur et que si l'un des pariétaux semble être la partie la plus déclive, si la suture sagittale semble être assez fortement inclinée en arrière, cela tient certainement à une erreur du toucher, laquelle dépend de la forme du canal et du non parallélisme de ses ouvertures (1). » De cette inclinaison de la tête, il résulte que ce n'est pas le diamètre bipariétal qui est étendu de la symphyse sacro-iliaque gauche au milieu de la branche horizontale du pubis de l'autre côté, mais un diamètre qui partirait de la bosse pariétale gauche pour se rendre au bord inférieur du pariétal droit, près de la suture temporo-pariétale.

Cazeaux, dans une note annexée à l'histoire du mécanisme, repousse l'opinion exagérée du professeur de Heidelberg et pense que, dans la majorité des cas, la circonférence occipito-frontale est à très-peu de choses près parallèle au plan du détroit supérieur (2).

S'il m'est permis, à mon tour, après ces imposantes autorités, d'exprimer mon avis à ce sujet, je dirai comme M. Dubois, que, dans les nombreux accouchements que j'ai pu suivre, la tête s'engage, légèrement inclinée dans l'aire du détroit supérieur ; l'opinion du professeur de la Faculté n'a, du reste, rien de bien extraordinaire, en y réfléchissant un peu. La suture sagittale, en effet, regardant la dernière pièce du sacrum, se trouve à bien peu de chose près dans l'axe du détroit supérieur que nous savons toucher sur la première pièce du coccyx le plus souvent.

Maintenant que la position de la tête est bien connue, dans les présentations du sommet, examinons en particulier chacun des temps de cet accouchement.

Premier temps ou temps de flexion. J'y joindrai *l'engagement* parce que la flexion ne s'opère que pendant

---

(1) Dubois, Journal des connaiss. méd.-chir., p. 101 ; 1834-35.
(2) Cazeaux, loc. cit., 7ᵉ édit., p. 303.

l'engagement ou pour faciliter l'engagement. Ces deux temps sont solidaires, et dans un bassin bien conformé, s'exécutent dans le même temps. Je conserverai au second temps le nom de descente , parce qu'alors la tête fléchie, après avoir franchi le détroit supérieur, parcourt l'excavation sans se fléchir davantage, jusqu'à ce qu'elle rencontre le plancher du bassin.

Tous les auteurs sont d'accord sur ce premier temps. « Baudelocque dit, en effet, que dans l'ordre naturel, les premières contractions utérines, après l'évacuation des eaux font fléchir la tête sur la partie antérieure du tronc, jusqu'à ce que le menton soit appuyé sur le haut de la poitrine. Pendant ce temps la fontanelle postérieure se rapproche plus ou moins du centre du bassin (1). » Gardien, Mme Lachapelle s'expriment dans les mêmes termes. Capuron ajoute : « Cette espèce de flexion en avant que la tête exécute dans le premier temps du travail ne saurait être révoquée en doute, car le toucher découvre que la fontanelle postérieure s'abaisse et s'approche insensiblement du centre du bassin, tandis que la fontanelle antérieure s'en éloigne et devient quelquefois inaccessible au doigt de l'accoucheur (2). »

Il est de règle, dit Nægele, quand la tête traverse le détroit supérieur du bassin, et s'engage dans la cavité pelvienne, que la petite fontanelle soit tournée du côté du trou ovalaire gauche ; la tête prend la même position lorsqu'elle se trouve déjà parvenue dans la

(1) Baudelocque, loc. cit., 1re édit., t. I, p. 220.
(2) Capuron, id., 3e édit., t. I, p. 223.

cavité du bassin et qu'elle est sur le point d'arriver au dehors (1).

Voici maintenant comment s'exprime M. Dubois sur une question qu'il traitait si magistralement. On verra une fois de plus combien les doctrines de ce maître sont encore aujourd'hui vivaces dans la science. Et il n'est pas un accoucheur qui n'ait occasion chaque jour de constater l'exactitude des faits avancés il y a déjà plus de trente ans par l'illustre professeur :

« Lorsqu'après la rupture des membranes, l'écoulement d'une partie des eaux de l'amnios, et la dilatation de l'orifice externe, les contractions de la matrice s'exercent plus directement sur le fœtus, les extrémités abdominales et thoraciques sont pressées contre le tronc ; celui-ci se courbe sur sa région antérieure, et le menton se rapproche un peu de la partie supérieure de la poitrine ; ces premières modifications sont très-évidentes quand la première partie de eaux de l'amnios est évacuée ; mais elles ne sont pas en général aussi prononcées, à beaucoup près, qu'on pourrait le croire, parce que, dans les présentations du sommet, il reste habituellement une assez grande quantité d'eau pour que la compression qu'éprouve le fœtus, soit loin d'être immédiate ; à ce premier effet, des contractions utérines, succède la série des changements que ses rapports primitifs doivent éprouver.

Quand les lois s'accomplissent régulièrement, et nous supposerons qu'il en est ainsi, la tête du fœtus franchit le détroit supérieur et descend dans l'excavation. Le menton se rapproche encore davantage de la

____

(1) Nœgelé, Journal complém., t. IX, p. 36.

poitrine ; la tête inclinée latéralement comme nous l'avons vu, s'incline dans le sens opposé ou plutôt se redresse.

Le mouvement de flexion que nous venons d'étudier n'est pas, à beaucoup près, également remarquable dans tous les cas. Nous devons même dire qu'il l'est fort peu dans un très-grand nombre ; mais il devient très-prononcé, lorsque l'occiput est primitivement placé en arrière, et y reste jusqu'à ce que le mouvement de descente soit complétement achevé.

La tête ne s'est pas présentée au détroit supérieur, et ne s'y est pas engagée, de manière à ce que son diamètre perpendiculaire fût parallèle à l'axe de cette ouverture ; elle était, au contraire, légèrement inclinée. Cette inclinaison se corrige à mesure que la tête pénètre dans l'excavation ; et quand elle repose sur le fond du bassin, et surtout lorsque, sous l'influence de quelques contractions utérines, elle a pressé sur le périnée, l'inclinaison primitive a disparu, les bosses pariétales se trouvent au même niveau. Nous n'avons pas remarqué comme l'assure M. Stoltz, que quand la tête commence à descendre dans l'excavation, son inclinaison primitive s'accroisse d'abord, pour se corriger ensuite. Il nous a semblé, au contraire, que le redressement dont nous parlions se fait par une gradation non interrompue et très-régulière, à partir de l'instant même où, pressée par des contractions utérines, la tête fœtale franchit le détroit supérieur.

Dans la position occipito-latérale gauche qui nous occupe, la région cervicale est ordinairement en rapport avec la partie antérieure et latérale gauche du bassin ; nous rappellerons encore qu'elle peut l'être aussi, quoique plus rarement, avec tous les points possibles de la moitié latérale gauche de ce canal, depuis le sacrum jusqu'au pubis. Quelle qu'ait été sa situation primitive, antérieure, latérale, où postérieure, toujours est-il qu'au moment où la tête est avancée au terme de son mouvement de progression de haut en bas, et lorsque surtout elle a commencé à distendre le périnée cette fontanelle est placée derrière la branche ischio-pubienne gauche, ou en un point beaucoup plus rapproché de la commissure inférieure de la vulve, et par conséquent de la ligne médiane antéro-postérieure du périnée (1). »

Après la rupture des membranes, le tronc du fœtus, pressé de toutes parts, transmet par le rachis à la tête l'impulsion que lui imprime la contraction utérine. La tête du fœtus, fortement pressée, tend à franchir le col utérin et à s'engager dans l'excavation; mais elle rencontre des résistances, soit de la part du col, qui n'est pas encore suffisamment dilaté, soit de la part du détroit supérieur ou des parois de l'excavation. La tête étant ainsi placée entre une puissance et une résistance, doit naturellement se fléchir davantage sur le devant de la poitrine. En effet, la force d'expulsion qui lui est transmise par le rachis, venant à tomber au trou occipital, c'est-à-dire sur un point beaucoup plus voisin de l'occiput que du menton, doit naturellement, la résistance étant égale aux deux extrémités du diamètre occipito-mentonnier, agir plus énergiquement sur l'occiput que sur le menton, c'est-à-dire abaisser l'occiput. Mais abaisser l'occiput,

---

(1) Dubois, Journal des connaiss. méd.-chir., t. II, p. 102, 103.

c'est forcer le menton à s'élever, c'est-à-dire produire la flexion de la tête » (1). Cazeaux propose encore deux autres applications qui sont à peu près identiques.

Enfin M. le professeur Pajot, dans le *Dictionnaire encyclopédique des sciences médicales*, donne une explication à peu près semblable. « La tête, dit-il, se trouve placée entre une puissance, l'action utérine, et une résistance, la matrice ou le bassin ; or, la puissance agissant sur l'extrémité pelvienne, est transmise le long de la colonne vertébrale jusqu'au trou occipital ; de là elle se divise en deux parts égales qui vont influencer inégalement les extrémités du levier représenté par la tige occipito-mentonnière. La distance du trou occipital à l'occiput étant moins grande que la distance du trou occipital au menton, l'occiput fœtal doit nécessairement s'abaisser dans l'excavation à mesure que le menton tend à s'élever et à se mettre en contact avec la poitrine du fœtus. Ce mécanisme, et aussi la situation déjà fléchie de la tête, font comprendre comment la flexion se complète ordinairement pendant le cours du travail, et comment aussi l'extension ne survient que dans des cas d'une extrême rareté. Si l'on est généralement d'accord sur ce mode de flexion de la tête, on est loin de s'entendre aussi bien sur le moment précis de l'accouchement pendant lequel cette flexion s'exécute. On a soutenu tour à tour qu'elle avait lieu sur le détroit supérieur, sur le segment inférieur de la matrice, sur le plancher du bassin ; la flexion peut en effet s'accomplir dans chacune de ces trois régions, suivant les dimensions

_____

(1) Cazeaux, oc. cit., 7ᵉ édit., p. 303.

du fœtus et celles du canal qu'il traverse. La conséquence la plus immédiate du mouvement de flexion est d'amener dans les rapports de la tête fœtale avec le bassin maternel des modifications favorables à la progression de la tête vers l'extérieur » (1).

Nous n'avons rien à ajouter à tout ce qui vient d'être dit. Toutes les explications données aux phénomènes de la flexion sont bonnes. L'articulation de la colonne vertébrale et de la tête en parties inégales, la longueur du bras de levier mentonnier, l'égalité de la résistance des parties environnantes, sont toutes choses qui se comprennent sans que l'on ait besoin d'y insister. Il résulte de la flexion que les diamètres de la tête se trouvent changés. L'occipito-frontal, qui était en rapport avec l'oblique gauche du bassin, est remplacé par le diamètre sous-occipito bregmatique. Le diamètre bipariétal, ou plutôt ce diamètre que nous avons vu partir de la bosse pariétale gauche, pour se rendre à la partie inférieure du pariétal droit, reste le même. La fontanelle postérieure s'incline en avant et en dedans, la fontanelle antérieure remonte en arrière. Tous ces mouvements se sont passés sans que la tête ait perdu sa position diagonale. Les rapports des diamètres seuls ne sont plus les mêmes, mais l'occiput est toujours à gauche et en avant, le front à droite et en arrière.

Chez la femme dont le bassin est bien conformé à la fin de la grossesse, on sent dans la partie supérieure du vagin une grosse tumeur arrondie, dure, fixe. C'est la tête qui s'est engagée dans le détroit supérieur,

____

(1) Pajot. Dictionn. encyclopéd., p. 383, art. Accouchem.

entraînant avec elle la partie inférieure de l'utérus, dont elle reste coiffée. Une légère flexion de la tête, en rapport, du reste, avec l'attitude normale du fœtus dans le sein de sa mère, a été nécessaire pour cette première descente de l'extrémité céphalique. Dans le temps de flexion proprement dit, celui qui se passe au début du travail, celui que l'on peut quelquefois suivre avec le doigt, la tête a rarement à vaincre les résistances du détroit supérieur. Poussée par les contractions utérines vers un orifice, la tige rachidienne tend à engager son extrémité dans cette ouverture ; or, la tête bien fléchie sur la poitrine, l'extrémité de la tige de transmission est une partie très-voisine de la fontanelle postérieure et un peu en avant ; la bosse occipitale est laissée en arrière parce que l'épaisseur de la poitrine ne permet pas à la tête de se fléchir tellement que l'occiput vienne se placer en ligne directe avec la colonne vertébrable. Voilà pourquoi ce n'est ni l'occiput, ni la fontanelle postérieure que l'on sent à l'orifice alors que la dilatation n'est pas très-grande. Il faut aller un peu plus loin pour rencontrer la fontanelle, qui est à la vérité un peu plus en avant, mais plus haut placée.

Dans cette position, la tête du fœtus, toujours poussée par la contraction utérine, franchit complétement le détroit supérieur et l'orifice utérin et s'engage dans l'excavation.

2° *temps. Descente.* — « La tête continue de descendre, dit Baudelocque, en suivant l'axe du détroit supérieur, jusqu'à ce qu'elle soit arrêtée par la partie inférieure du sacrum, du coccyx et par le périnée. Les bosses pariétales passent l'une au devant de la symphyse sacro-iliaque gauche, et l'autre derrière la cavité cotyloïde de droite. Le toucher nous découvre qu'un peu plus du quart postérieur et supérieur du pariétal droit, répond alors à l'arcade du pubis; que la branche droite de la suture lambdoïde est presque parallèle à la jambe gauche de cette arcade, et que l'autre branche de la même suture se porte vers l'échancrure ischiatique gauche. »

Gardien, Capuron et Mme Lachapelle s'expriment à peu près de la même façon. « Je n'ai jamais reconnu, lorsque la tête descend dans la cavité pelvienne, que la petite fontanelle fût tournée du côté de l'arcade pubienne ou située immédiatement derrière la symphyse des pubis. Quand la tête est descendue tout entière dans la cavité du bassin, la petite fontanelle continue encore de se trouver tournée vers le trou ovalaire gauche. » Ainsi s'exprime Naegele dans le mémoire que nous avons déjà eu occasion de citer tant de fois. Les paroles de M. Dubois ont été rapportées plus haut, à la page 126. Nous ne les reproduirons pas de nouveau. Il est en effet difficile de séparer la flexion, l'engagement et la descente; ces trois actions sont, jusqu'à un certain point, solidaires. On pourrait presque dire que, sans flexion, il n'y a pas d'engagement et, par conséquent, pas de descente, et que sans engagement il n'y a pas de flexion. N'oublions pas que nous nous sommes placé au point de vue d'un enfant à terme du volume de 3,000 grammes au plus, et traversant un bassin dont les dimensions sont normales. Toutes les exceptions, toutes les anomalies se rencontrent lorsqu'il s'agit d'avortons plus ou moins avancés en âge; mais ce n'est pas là le fait. Continuons la revue de nos auteurs.

La tête poussée par la contraction utérine, dit Cazeaux, plonge alors dans l'excavation et arrive jusque sur le plancher du bassin. En descendant ainsi, l'occiput presse en avant la face interne et antérieure du corps de l'ischion, le face interne du muscle obturateur interne et les nerfs et les vaisseaux obturateurs qui sortent, comme on le sait, par la partie supérieure du trou obturateur. Le front ou le bregma presse en arrière le bord interne du muscle psoas, la face interne du pyramidal, le plexus ou le nerf sciatique, les nerfs et les vaisseaux fessiers et honteux internes. Le côté gauche de la tête se trouve en rapport médiat avec les mêmes parties, et, de plus, glisse sur la face antérieure du rectum. Ce mouvement de descente de la tête n'est complet que lorsque la circonférence occipito-bregmatique est à peu près parallèle au plan du détroit inférieur, c'est-à-dire que les deux bosses pariétales sont arrivées au niveau du plan de ce détroit. Or il est évident que, pour arriver à ce point, la bosse pariétale gauche qui se trouvait en arrière, avait à parcourir toute la face antérieure du sacrum, tandis que la bosse pariétale antérieure n'avait à franchir qu'un espace beaucoup moindre; la première a donc dû décrire un arc de cercle beaucoup plus étendu que la seconde. On aura une idée très-exacte du mouvement que la tête du fœtus exécute en descendant en imaginant que l'extrémité antérieure du diamètre bipariétal est presque immobile en avant et à droite, tandis que son extrémité postérieure descend rapide-

ment et parcourt tout le plan postérieur de l'excavation.

Ce temps, au dire de M. le professeur Pajot, n'offre
qu'un médiocre intérêt, et, en effet, la tête a pour ainsi
dire franchi les barrières naturelles qui lui étaient op-
posées, le détroit supérieur et l'orifice utérin. L'excavation, dont les dimensions sont plus larges que les
diamètres de la tête fœtale par lesquels elle s'engage,
ne peut opposer de résistance à la descente, et le
temps s'opère sans aucune espèce de difficulté. Notons
cependant qu'il arrive quelquefois que la tête, en
descendant dans l'excavation, entraîne avec elle le
segment inférieur de l'utérus dont elle reste longtemps
couronnée, et qu'elle ne s'en débarrasse que très-
tard, lorsqu'elle appuie presque sur le plancher du
bassin.

Troisième temps ou temps de rotation. — Ce temps est
un des plus curieux de l'accouchement ; aussi, dans
les différentes présentations que nous allons examiner,
ce sera sur lui que nous nous appesantirons le plus.

« La tête, dit Baudelocque, pressée par de nouveaux
efforts, et ne pouvant plus suivre sa première direction, se porte en devant au moyen du plan incliné
que lui offrent le sacrum, le coccyx, le périnée et
les côtés du bassin ; mais de manière qu'en descendant
ainsi, l'occiput se tourne, comme par une espèce de
mouvement de pivot, sous l'arcade du pubis, avec laquelle il a les plus grands rapports, soit du côté de sa
forme, soit du côté de ses dimensions. Ce mouvement
de pivot, par lequel l'occiput se tourne sous le pubis,
n'est dû qu'à la torsion du col de l'enfant : on peut
l'évaluer à peu près à un sixième ou à un huitième de

cercle. Il est bien essentiel d'observer que pendant ce mouvement de la tête le tronc n'exécute rien de semblable dans la matrice. Après ce mouvement de rotation, la fontanelle postérieure se trouve vers le milieu de l'arcade du pubis ; d'où la suture sagittale se porte en arrière en montant obliquement vers la saillie du sacrum, au-dessous de laquelle est alors située la fontanelle antérieure. Chaque branche de la suture lambdoïde croise de son côté la branche ischio pubienne, et la base du col ou la nuque est appuyée contre le bord inférieur de la symphyse. »

Gardien s'exprime de la même manière, puis il ajoute : « Cette conversion de la tête est rigoureusement prouvée par le toucher, quoiqu'il soit difficile d'assigner comment elle peut s'opérer. Je ne chercherai pas à déterminer si ce changement de situation dépend uniquement de la structure du bassin, ou bien, s'il existe dans l'utérus et le vagin une force qui puisse l'opérer, comme le prétend Thode, contre l'opinion de Burton et de Rœderer, qui soutiennent qu'il n'existe dans la matrice aucune puissance propre à produire cet effet. Voici comment je conçois ce phénomène : La puissance qui engage l'enfant agissant d'une manière oblique, se décompose dès qu'elle rencontre un obstacle ; elle tend alors à faire décrire à la tête une diagonale ; mais elle trouve de la part du bassin un obstacle qui s'oppose à ce qu'elle puisse la parcourir ; tendant à chaque douleur à s'échapper par la diagonale, et trouvant un nouvel obstacle, elle est forcée de décrire un commencement de courbe. L'inclinaison du bassin, qui a sa direction de derrière en devant, sollicite l'occiput à se porter de préférence vers le pubis. »

Capuron reproduit l'opinion de Baudelocque sans commentaires ; mais Mme Lachapelle exprime une idée que je dois reproduire pour la combattre dans la suite : « Cette rotation, dit-elle, s'opère plus ou moins haut dans le bassin ; jamais pourtant elle ne s'opère assez haut pour que l'occiput ne soit pas au niveau de l'arcade pubienne, ou le front au milieu de la symphyse ; mais quelquefois l'occiput est à peine derrière un des trous sous-pubiens, que la rotation a lieu et qu'il entre dans l'arcade ; d'autres fois la tête est tout au bas du bassin et dans le détroit inférieur quand le mouvement s'opère ; quelquefois même la tête a franchi le détroit inférieur ; elle n'est plus soutenue que par le périnée et la vulve, et pourtant la suture sagittale est encore diagonale ; tout à coup elle roule sur son axe, l'occiput fait saillie hors de la vulve, et le reste sort en un instant.

« Si chez une femme primipare ou non, dont l'accouchement se fait avec assez de lenteur, on laisse le doigt en contact avec la petite fontanelle jusqu'au moment où la tête se présente hors de la vulve, on trouve que, en général, cette fontanelle reste tournée à gauche jusqu'à l'entier dégagement de la tête. On peut encore s'en convaincre aisément d'une autre manière. Lorsque la tête est près d'arriver à la vulve, et, dans l'intervalle des douleurs, on glisse le doigt le long de la suture sagittale, à partir de la petite fontanelle ; et, au lieu de trouver cette suture dans la ligne médiane du sacrum, elle oblige de porter le doigt obliquement de gauche à droite pour la rencontrer. Chez une primipare, lorsque la tête reste engagée dans l'orifice vulvaire, on sent la suture sagittale dirigée, non pas vers

la commissure postérieure, mais de gauche à droite
et croisant la grande lèvre droite à quelque distance
de ses deux extrémités. On n'a pas de peine non plus
à reconnaître que la bosse pariétale droite se montre
au dehors avant celle du côté gauche. » (Nægele.)

M. le professeur Dubois a étudié d'une façon toute
spéciale le mécanisme du mouvement de rotation, il a
fait des expériences très-concluantes que nous aurons
occasion de citer plus loin. Je ne reproduis ici que les
quelques paroles publiées au sujet du mouvement de
rotation dans les positions antérieures, et je renvoie
le lecteur aux explications qui seront données au sujet
du même mouvement dans les positions postérieures :

« Pour arriver en ce lieu à l'arcade pubienne, des
différents points de départ que nous avons supposés,
il est de toute évidence que la tête a dû exécuter un
mouvement de rotation autour de son axe perpendiculaire, ou de celui qui le représente quand elle est
pleine. Le mouvement de rotation a dû être d'autant
moins étendu, que l'occiput était primitivement moins
loin de la symphyse pubienne, et c'est, en effet, ce qui
a presque toujours lieu ; d'autant plus étendu au contraire, qu'il était primitivement plus rapproché du
sacrum. Si l'on suppose une infinité de lignes partant
de tous les points possibles de la demi-circonférence
gauche du détroit abdominal, et convergeant vers la
ligne médiane du périnée, au-dessous de la commissure inférieure de la vulve, on aura une idée de toutes
les directions que la tête peut suivre pour exécuter le
mouvement de rotation dont nous venons de parler.

»Dans le trajet que la tête fœtale a parcouru jusqu'à
ce moment, elle n'a pénétré encore que dans la partie

du canal qui était facilement perméable, dans une
cavité toute faite, et en quelque sorte prête à la recevoir sans de grandes difficultés, si l'on fait abstrac-
tion, du moins, de celles qui ont pu résulter de la résistance de l'orifice utérin. Mais, au point où nous
l'avons conduite, il est clair qu'elle ne peut sortir de
la cavité dans laquelle elle est engagée, qu'en se
frayant un passage à travers l'ouverture, comparati-
vement très-étroite que lui offre la vulve, en transfor-
mant la cavité pubienne en un canal perméable. Dès
ce moment, tous les efforts utérins tendent vers ce résultat. Poussé par des contractions énergiques, le
sommet de la tête fœtale déprime les parois molles
sur lesquelles il repose, il les distend par degrés, et
parvient à convertir le plancher du bassin en une
gouttière profonde, en une portion de canal, qui prolonge en avant et en bas la paroi postérieure formée
par le sacrum, le coccyx et les ligaments sacro-sciatiques.

« Durant les efforts d'impulsion nécessaires pour
produire ce résultat, on voit s'accomplir la dernière
partie du mouvement de rotation dont nous avons précédemment parlé, l'occiput s'engage dans l'arcade
des pubis, et la nuque se place sous le sommet de cette
arcade. »

Il serait oiseux de reproduire les explications de
Cazeaux, à l'occasion du mouvement de rotation,
dans les positions gauches antérieures : ce sont absolument les mêmes que celles de son maître M. Dubois ;
mais si dans ce cas notre auteur a été si docile aux
leçons reçues qu'il ait cru pouvoir les reproduire
sans faire de réflexions et sans les combattre ; nous

verrons pour les positions postérieures qu'il n'en a pas été ainsi, et que l'explication de M. Dubois n'a pas été acceptée par Cazeaux.

M. Pajot, dans le dictionnaire déjà cité, confond les deux mouvements de rotation dans une même explication. Je crois que l'on peut facilement les séparer l'un de l'autre : ils ont chacun leur mécanisme particulier et voici celui que je propose.

Arrivée sur le plancher du bassin ou plutôt contre les parties molles qui ferment le trou ovalaire du côté gauche, la tête dans un état de flexion déjà très-prononcée exagère le mouvement autant qu'il lui est possible de le faire et le menton se trouve fortement appliqué contre la poitrine. Dans cet état de flexion, si on admet, comme nous avons essayé de l'établir, que le point extrême, terminal, de la transmission de la force expulsive répond à une partie voisine de l'occiput, la tige vertébro-occipitale par laquelle cette force est transmise décrit une courbe assez légère dont la convexité regarde en avant et à gauche. Les contractions utérines qui continuent à agir ont pour effet de pousser la tête en avant et d'augmenter toujours la flexion c'est-à-dire d'abaisser l'occiput. (Nous supposons la femme couchée dans le décubitus dorsal pour que l'on comprenne bien les termes en haut, en bas, en avant et en arrière.) Il est facile par le toucher de s'assurer de ce fait qu'à mesure que les contractions se succèdent la fontanelle postérieure s'abaisse et l'occiput progresse en parcourant une ligne qui partageant en deux parties le trou ovalaire, viendrait tomber en avant de la tubérosité ischiatique du même côté. Arrivée à cet endroit la tête rencontre le périnée et s'appuie dessus, c'est alors que se produit le mouvement de rotation. Le périnée ou plancher du bassin, fixé à la pointe du coccyx au bord inférieur des grands ligaments sacro-sciatiques, à la tubérosité sciatique et aux lèvres internes des branches ischio-pubiennes, présente sur sa ligne médiane une ouverture longitudinale, la vulve, la seule dont nous ayons à nous occuper. L'inclinaison générale de cette paroi est d'arrière en avant, de bas en haut et de dehors en dedans (sur la femme couchée bien entendu).

Au point où nous en sommes, l'occiput est placé aussi bas que possible dans la profondeur de l'excavation; si l'on touche en ce moment pendant l'intervalle d'une douleur il est facile de sentir la partie postérieure de la tête située sur un plan à peu près horizontal avec la commissure inférieure de la vulve, peut être même un peu plus bas. A la première douleur on voit le périnée bomber. C'est la partie située au-dessous de la vulve et la partie inférieure de celle-ci qui s'avance. Les douleurs s'accélèrent et l'on voit la tête s'élever pour ainsi dire et apparaître non pas à la partie supérieure, mais bien à la partie inférieure de l'orifice vulvaire. Les contractions chassent la tête en avant, toute la partie supérieure du crâne s'applique sur le plancher du bassin qui, comme nous le savons, est dirigé de bas en haut et d'arrière en avant, et la tête suit donc forcément ce plan incliné qui la relève et la dirige vers son point de sortie. Mais si ce plan sur la ligne médiane est dirigé directement d'arrière en avant, il n'en est pas moins vrai que sur les côtés il se dirige d'arrière en avant et de dehors en dedans. Or l'occiput, le point d'application des forces utérines, est justement placé sur le côté et poussé par la douleur contre la plan périnéal qui se dirigera par conséquent en avant et en dedans. Et c'est ainsi que le sommet de la tête se trouve, après un nombre de douleurs suffisantes, ramené sensiblement sur la ligne médiane, peut-être encore un peu obliquement mais toujours en dedans de la branche ischio-pubienne et par conséquent sous l'arcade des pubis. Quand les douleurs reviendront, il s'engagera donc facilement dans cette arcade dont la forme même devra le redresser dans le dernier stade de sa sortie.

Je ne sais si cette théorie sera goûtée par tout le monde ; il semblerait en effet que je veux rétablir la doctrine des plans inclinés de Baudelocque ; il n'en est rien, les plans inclinés de Baudelocque sont situés en arrière et il n'en parle pas, comme nous l'avons vu dans le mécanisme de la première position du sommet. J'ai déjà pu, grâce à l'extrême bonté de M. le professeur Depaul, assister et participer à un grand nombre d'accouchements; depuis quatre années j'ai suivi exactement les services spéciaux et j'ai pu me convaincre de l'exactitude de ma théorie. Cela ne suffit pas, il faudrait qu'une autorité plus grande vînt y apporter son approbation. Telle que je l'ai conçue je la livre persuadé que mon innovation ne sera pas mal interprétée.

J'ai constaté, le doigt sur la tête, que la tête s'engageait quelquefois obliquement dans l'orifice vulvaire mais non pas aussi fréquemment que Naegele l'avait professé, et de plus, elle se redresse presque toujours à la sortie et il est bien difficile de saisir une différence entre la direction de la suture sagittale et celle du diamètre antéro-postérieur de la vulve ; mais j'anticipe sur le temps qui va suivre.

Quatrième temps, ou temps d'extension. — Pour moi, je préfère le terme de dégagement, car je ne crois pas que l'extension ait réellement lieu, au moins dans le sens dans lequel on entend ce mouvement.

«Le menton, dit Baudelocque, étant resté en quelque sorte appliqué sur la poitrine, commence à s'en écarter à cette époque du travail ; pendant que l'occiput s'engage sous le pubis, et s'avance au-dehors, en se relevant au-devant du mont de vénus, ou en se renversant en arrière, si l'on n'a égard qu'à l'enfant. Dans ce dernier temps, la tête décrit presque un quart de cercle en roulant sur le bord inférieur de la symphyse du pubis, comme une roue sur son essieu. Dans ce mouvement dont le centre est à la nuque de l'enfant, l'occiput parcourt peu de chemin, en se relevant vers le pubis de la mère ; pendant que le menton décrit en arrière une ligne courbe très-étendue, en passant successivement au-devant de tous les points d'une autre ligne, qui diviserait en deux parties égales, selon leur longueur, le sacrum, le coccyx et le périnée. »

Gardien s'exprime de la même façon. Quant à Capuron, voici comment il explique cette déflexion : « Dans cette période du travail, le corps du fœtus n'est plus droit, mais courbé près de la nuque, de manière que la tête déjà engagée, est parallèle à l'axe du détroit inférieur, et le reste du tronc à celui du détroit supérieur. Les contractions de la matrice ne se dirigent donc plus sur l'occiput, mais sur le menton, qu'elles forcent de s'écarter de la poitrine, et de parcourir la ligne courbe , qui s'étend depuis la saillie du sacrum jusqu'au coccyx. Pendant ce temps-là, l'occiput plus voisin de la nuque ou du centre de ce mouvement, roule sous l'arcade du pubis, comme une roue sur son essieu et remonte vers le mont de Vénus. Enfin, le menton franchit la commissure postérieure et la tête est dégagée. » On voit, qu'à bien peu de choses près, c'est encore l'explication de Baudelocque.

Mme Lachapelle n'ajoute rien à l'opinion de ses prédécesseurs. Voici ce que nous apprend le professeur Nægélé dans son mémoire sur le mécanisme :

«Enfin, par la succession des douleurs, dit Nægélé, la petite fontanelle se porte peu à peu, et comme en tâtonnant de gauche à droite, souvent aussi plus ou moins de haut en bas. L'occipital quitte alors sa situation latérale pour venir correspondre à l'arcade du pubis. Mais, ce n'est pas son angle supérieur qui arrive le premier derrière cette arcade ; la tête prend en effet cette position par la région postérieure et supérieure du pariétal droit, et elle la garde, jusqu'à ce qu'elle l'ait traversée par le grand diamètre qu'elle oppose au détroit inférieur du bassin ; si l'on touche à ce moment, on rencontre la petite fontanelle en longeant la branche ischio-pubienne du côté gauche. C'est la portion supérieure et postérieure du pariétal droit qui se présente la première, quand la tête arrive à la vulve et en sort. J'ai reconnu que la tête ne termine pas de gauche à droite sa torsion sur son axe perpendiculaire, ou son passage de la situation oblique à la situation droite, même quand elle traverse la vulve par sa plus grande circonférence, qui n'est pas son diamètre tranversal, mesuré d'une bosse pariétale à l'autre, mais un cercle coupant son grand et son petit diamètre à angle aigu. » Nægelé s'occupe peu du mouvement que la tête exécute en se dégageant; la partie principale de son explication est la manière dont la tête se présente pour sortir. Il tenait à faire savoir, que la tête se dégageait obliquement; ce phénomène, ainsi que celui de la bosse séro-sanguine, remplissent une plus grande partie de son mémoire, dans lequel du reste nous trouvons des choses excellentes, comme on a pu s'en apercevoir jusqu'ici.

M. Dubois reprend la question qui nous occupe, et voici dans quels termes il fait le tableau du dégagement de la tête:

«Quand les choses en sont arrivées à ce point, le tronc du fœtus se courbe sur son plan postérieur, de même que le ferait une tige flexible qui serait poussée dans un canal demi-circulaire. Comme conséquence et comme aide de cette inflexion du tronc fœtal, l'espèce de brisure que la jonction de la tête avec la poitrine laisse entre la base de la mâchoire et le sternum, s'ouvre quand le menton s'écarte de la partie supérieure du thorax: c'est ainsi que s'exécute le mouvement d'extension.

A mesure que cette inflexion s'opère, l'occiput se relève sur la région antérieure des pubis; la fontanelle occipitale semble parcourir de bas en haut toute la hauteur de la vulve, jusqu'à ce qu'elle soit, pour ainsi dire, cachée sous la commissure supérieure de cette ouverture; le sommet parcourt d'arrière en avant la paroi postérieure du bassin, depuis l'extrémité inférieure du sacrum et le grand ligament sacro-sciatique droit, jusqu'à la commissure antérieure du périnée, et l'on voit se dégager sur le bord antérieur de celui-ci, la suture bipariétale, la grande fontanelle, les bosses coronales, le nez, la bouche et le menton; la tête a franchi les parties génitales (1) ».

Cazeaux donne à peu près la même explication ainsi conçue. « Au moment où l'occiput s'engage aussi dans l'arcade pubienne, les épaules et la partie supérieure du tronc pénètrent dans l'excavation; en s'y engageant, le tronc du fœtus qui constitue une tige flexible s'accommode à la direction de l'axe, et par conséquent se renverse sur son plan postérieur (2) ». A la suite du texte de Cazeaux, M. Tarnier a fait quelques réflexions nécessaires, et que je ne puis faire autrement que de consigner ici ; d'autant que je me range entièrement à l'opinion de l'ingénieux professeur de la maternité.

«La tête appuie alors sur le périnée qu'elle distend et transforme en une gouttière qui conduit l'occiput vers l'ouverture vulvaire, et quand les parties sont découvertes, le quatrième temps s'effectue sous les yeux de l'observateur. A chaque contraction, la tête descend et le périnée s'allonge ; puis, la contraction passée, le périnée se rétrécit en repoussant un peu la tête en haut. Enfin la vulve s'entr'ouvre par un nouvel effort, et l'occiput est la première partie qu'on aperçoit sous l'arcade pubienne. A ce moment la tête est encore fléchie, mais bientôt la nuque semble prendre un point d'appui derrière le pubis, la tête franchit complétement l'orifice vulvaire en exécutant un mouve-

(1) Dubois, Journal des connaissances médico-chirurgicales, t. II, p. 104.
(2) Lc. cit., p. 305.

ment d'extension, et l'on voit successivement apparaître après l'occiput, le vertex, le front, le nez, la
bouche et le menton qui sort le dernier et reste appliqué contre la commissure postérieure de la vulve,
dirigé vers la région anale.

« On donne habituellement de ce mouvement une
explication qui nous paraît singulière : suivant l'opinion la plus accréditée, la pression transmise par le
rachis à la tête se séparerait au niveau du trou occipital en deux forces appliquées l'une à l'occiput et
l'autre au menton ; la première tendrait à abaisser
l'occiput, et la seconde le menton. Or quand l'occiput
est engagé sous l'arcade pubienne, la portion de forces
qui s'y distribuerait serait neutralisée par le point
d'appui que la colonne vertébrale prendrait sur la
partie postérieure du pubis, tandis que la force appliquée au menton, continuant à agir, l'abaisserait et
l'éloignerait de la poitrine en produisant le mouvement d'extension.

«Cette explication nous paraît fausse : n'est-il pas
évident, en effet, lorsque l'occiput est sous l'arcade
pubienne que toutes les parties molles qui forment le
périnée repoussent en haut et en arrière la partie
antérieure de la tête sur laquelle elles sont appliquées,
et que le mouvement de flexion est alors aussi exagéré
que possible.

« Voici comment nous comprenons le dégagement de
la tête : le tronc s'engage dans l'excavation pendant
que la tête distend et repousse le périnée, et le menton
reste appliqué contre la poitrine, non-seulement
jusqu'au moment où l'occiput se place sous l'arcade
pubienne, mais encore jusqu'au moment où le bregma

apparaît à la vulve. C'est alors que le périnée agit comme une sangle élastique qui d'une part repousse la tête en haut sous l'arcade pubienne, tandis que d'autre part elle glisse rapidement sur la face qu'elle laisse à découvert en se rétractant vers la région coccygienne qui lui donne attache. Le dégagement de l'occiput et du vertex ne commence qu'autant que la tête est refoulée par le tronc ; mais à ce moment le périnée, qui n'était que passivement distendu, reprend son activité, se rétracte, comme nous l'avons dit, et en glissant sur la face, imprime à toute la tête un mouvement d'extension qui a pour centre l'arcade du pubis. Aussi c'est dans cette seconde période du dégagement du sommet que le mouvement d'extension est vraiment évident. »

Telle est l'explication fort simple donnée par M. Tarnier. En deux mots voici la chose : la tête après le mouvement de rotation a mis son diamètre occpito-frontal en rapport, ou à bien peu près, avec le raphé qui s'étend de la commissure inférieure de la vulve à l'anus. Cette partie du périnée est dirigée, comme nous l'avons vu, d'arrière en avant et de bas en haut ; aussi la tête poussée par les contractions utérines suit-elle ce plan et l'occiput arrive ainsi le premier à la vulve, en faisant bomber le périnée sous la pression de la partie fronto-occipitale du crâne. La tête s'avance ainsi, retombe après la douleur pour revenir aussitôt en avant par la première contraction, et ces alternatives ont lieu jusqu'à ce que enfin la tête se fixe dans l'orifice vulvaire. Le périnée maintient dans ce temps la partie sous-occipitale appliquée contre la symphyse, les contractions agissent encore et

comme le front ne s'est pas encore dégagé, la tête
continue à suivre la même direction du plan incliné,
absolument comme si elle se défléchissait; mais lorsqu'enfin le front a passé la commissure inférieure de
la vulve; comme le plus grand diamètre de la tête a
franchi l'orifice et que le périnée n'est plus distendu,
il revient rapidement en glissant sur la face et passe
sous le menton. A ce moment généralement on peut
remarquer le plus souvent un point d'arrêt, et, si l'on
examine l'état de la face du fœtus, elle présente des
caractères qui me confirment dans mon appréciation.
En effet lorsque la tête est volumineuse le menton est
fortement appliqué sur le périnée, la face est bouffie,
il semble que les parties molles ont reflué forcément
sur les côtés tant le visage est grimacé. Si le mouvement d'extension réel avait lieu, le menton retombe-
rait bien sur le périnée, mais sans s'y appuyer fortement comme on peut le constater, et la face ne serait
pas gonflée, toute ridée comme cela se voit tous les
jours.

5e *Temps.* — *Temps de rotation extérieure.* « Le
menton est à peine sorti de la vulve, dit Baudelocque, que la face se tourne vers l'une des cuisses
de la femme; mais presque toujours vers la droite, et
rarement vers la gauche. Ce qui dépend de l'espèce de
torsion qu'a subie le col dans le temps de rotation
intérieure. » Aussi les accoucheurs de cette époque
nommaient-ils ce temps de restitution, parce que, selon
eux, la tête revenaitprendre sa place naturellé sur les
épaules, aussitôt sa sortie des parties molles. Je ne
citerai pas les passages qui ont trait à ce mouvement

dans Gardien, Capuron et Mme Lachapelle. C'est à très-peu de chose près la même explication que celle de Baudelocque. Je n'ai rien trouvé qui eût quelque rapport avec ce temps dans le mémoire de Nægelé. Enfin le premier qui ait démontré que dans le mouvement de rotation intérieur le tronc suivait le mouvement de la tête, fut Gerdy dans les *Archives de médecine*. En effet, dit-il, si le tronc ne suivait pas la tête comment verrait-on quelquefois le mouvement extérieur s'exécuter en sens inverse du mouvement le plus ordinaire? M. le professeur Dubois est du reste entièrement de cet avis.

« Dans la position occipito-latérale gauche, les épaules se présentent presque toujours au détroit abdominal, dans la direction du diamètre oblique étendu de la cavité cotyloïde droite à la symphyse sacro-iliaque gauche ; nous savons toutefois que si la tête est transversale, elles sont à peu près situées dans le sens du diamètre sacro-pubien, et que, si l'occiput est primitivement en arrière, elles occupent le diamètre oblique qui s'étend de la cavité cotyloïde gauche à la symphyse sacro-iliaque droite.

«Quelle qu'ait été leur situation primitive, quand l'occiput est parvenu dans l'arcade du pubis et que le mouvement de rotation a presque ou même tout à fait placé la suture sagittale dans une direction antéro-postérieure, les épaules, obéissant à la même impulsion, sont devenues à peu près transversales, d'obliques ou directes qu'elles étaient précédemment; l'épaule droite occupe le côté droit et l'épaule gauche le côté gauche du bassin; la première, placée toutefois sur un plan un peu plus antérieur que l'autre. Lorsque la tête a franchi la vulve, le tronc exécute à son tour un mouvement de rotation en sens inverse de celui qu'a exécuté la tête; l'épaule droite, revenant en quelque sorte sur ses pas, se rapproche du sommet de l'arcade pubienne, et l'épaule gauche se dirige par un mouvement opposé dans la concavité du périnée, de manière pourtant que le diamètre qui va d'une épaule à l'autre conserve encore une légère obliquité. C'est ce mouvement imprimé au tronc dans la cavité pelvienne qui détermine celui que la tête exécute hors des parties génitales externes et que nous rappelions tout à l'heure, mouvements désignés par presque tous les accoucheurs par le nom de *mouvement de restitution*; parce que, admettant que les épaules ne participent pas à la rotation de la tête, ils supposent qu'une fois sortie, elle doit reprendre ses rapports primitifs avec le tronc (1). »

Les paroles de Cazeaux, qui donne de ce mouvement les mêmes explications que M. Dubois, méritent cependant d'être rapportées. « Ce mouvement de rotation de la tête n'est pas, comme l'a cru Baudelocque, un mouvement isolé qui lui soit propre, mais un mouvement secondaire au mouvement de rotation des épaules. Je crois devoir faire remarquer cependant que dans certains cas la tête m'a semblé exécuter un double mouvement; immédiatement après son expulsion, elle tourne très-légèrement, de sorte que l'occiput se porte un peu à gauche, le front légèrement à droite; elle reste quelques secondes dans cette position, puis éprouve un mouvement secondaire dû à la

____

(1) Dubois, Journal des connaiss. méd.-chir., t. II, p. 104.

rotation des épaules. Le premier de ces mouvements m'a toujours paru être le résultat de la détorsion du cou ; c'est vraiment le mouvement de restitution de Baudelocque. »

Je me range entièrement à l'avis de Cazeaux ; il est vrai que le plus souvent la tête tourne dans un seul mouvement qui place l'occiput en rapport avec la face interne de la cuisse gauche. Mais j'ai vu d'autres fois la tête sortie des organes génitaux éprouver, comme le dit très-bien Cazeaux, un premier mouvement de rotation assez faible, puis un second plus étendu. Pour moi, je ne serais pas très-éloigné de revenir, très-légèrement il est vrai, à l'opinion de Baudelocque. Il me semble que le menton fixé sur la poitrine dans le temps de flexion peut très-bien, pendant le mouvement de rotation, glisser sur la face sternale et s'appuyer sur l'une des parties claviculaires. Il ne se détache pas de la poitrine contre laquelle il reste appliqué, assez fortement même. Il n'y a pas par conséquent de torsion du cou. Le tronc suit néanmoins les mouvements de la tête, mais cette tête n'étant plus perpendiculaire sur les épaules, reprendra, aussitôt son expulsion des parties molles, sa position normale ; de là, ce premier petit temps de rotation qui n'est autre qu'un temps de restitution, puis un autre beaucoup mieux marqué, qui est le résultat de la rotation interne des épaules. S'il n'en était pas ainsi, je ne comprendrais pas ce premier mouvement. On dira, il est vrai, que les épaules peuvent tourner à l'intérieur progressivement et que la tête suit à l'extérieur ce mouvement de la même façon. Mais, outre que le temps s'est mieux accentué que cela, la tête tournant aussitôt sa sortie d'un très-petit mouvement; puis tout à coup, à la première douleur, se plaçant transversalement, et tout cela sans saccades, sans progression, je ne peux expliquer autrement pourquoi la tête tourne si souvent à gauche et si rarement à droite dans ces positions-là. En effet, nous avons vu que, dans son expulsion, les diamètres longitudinaux de la tête étaient en rapport avec le diamètre antéro-postérieur de la vulve; si les épaules ont suivi le mouvement complétement, elles doivent être transversales et il n'y a plus de raison pour qu'elles tournent d'un côté plutôt que d'un autre. L'exception même confirme mon opinion; et lorsque la tête tourne à droite alors que la position était primitivement gauche dans le bassin. Cela prouve simplement que le menton resté sur la face sternale, les épaules sont venues se placer transversalement, et qu'une oscillation dans un mouvement, dans une contraction a déterminé leur rotation en sens inverse du mouvement ordinaire.

Sixième temps ou expulsion du tronc. — Les auteurs, jusqu'à nos jours, n'ayant pas admis ce sixième temps, je détache du temps précédent, dans leurs ouvrages, et qui se rapporte à celui que nous allons étudier maintenant.

Baudelocque nous dit : Dans cette espèce d'accouchements, les épaules s'étant engagées obliquement dans le détroit supérieur, viennent se présenter différemment à l'inférieur. L'épaule droite se tourne du côté du pubis, et la gauche vers le sacrum, de sorte que leur plus grande largeur répond à celle ce de même détroit. Dans cet état, l'épaule gauche continue d'avancer vers le bas de la vulve, où elle paraît avant que la première se dégage de dessous les pubis.

Gardien, Capuron, M^{me}Lachapelle et Nœgelé n'ajoutent rien de spécial à l'histoire de ce sixième temps. M. le professeur Dubois nous décrit parfaitement ce temps et prouve que, contrairement à l'opinion des auteurs que nous venons de citer, c'est l'épaule antérieure qui sort la première. Du reste, voici ses paroles :

« L'épaule droite qui s'est placée en avant et en haut, se dégage ordinairement la première sous la branche ischio-pubienne droite, très-près du sommet de l'arcade des pubis qu'elle couvre en partie, et l'autre se dégage ensuite sur le bord antérieur latéral gauche du périnée; nous avons vu quelquefois le contraire, mais nous ne pensons pas que ce soit la règle.

« Pendant que les épaules se dégagent ainsi, le tronc subit une inflexion sur sa région latérale droite, inflexion par laquelle il se prête à la courbure du canal dans lequel il est engagé. Si l'expulsion des autres parties est abandonnée encore aux contractions utérines, il arrive souvent que le tronc, décrivant une spirale très-allongée, la région dorsale de l'enfant soit dirigée en bas et en arrière au moment où cette expulsion se complète » (1).

Cazeaux n'admet pas ce dégagement; voici ses expressions : « Aussitôt après la tête, les épaules se présentent au détroit inférieur, et, comme nous l'avons déjàindiqué, en position presque transversale. L'épaule

____

(1) Dubois, Journal des connaiss. méd.-chir., t. II, p. 103.

droite se porte sous la branche ischio-pubienne droite;
la gauche au devant du ligament sacro-sciatique
gauche. Rarement le diamètre biacromial est-il dans
la direction du diamètre antéro-postérieur. L'épaule
antérieure ou sus-pubienne se montre la première à
l'extérieur ; mais c'est en général l'épaule postérieure
qui, parcourant la courbure périnéale, vient la première se détacher au devant de la commissure antérieure, et l'autre se dégage ensuite. Pendant ce dégagement des épaules le fœtus subit une inflexion sur sa
région latérale droite pour s'accommoder à la courbure
du canal pelvien. Aussitôt après le dégagement des
épaules, le reste du tronc du fœtus est expulsé en décrivant quelquefois une spirale très-allongée » (1).

M. Pajot à son tour combat l'opinion de Cazeaux
pour rétablir celle de M. Dubois.

C'est à cette dernière en effet qu'il faut s'arrêter, et
si l'on se rappelle ce que j'ai dit du mouvement de rotation de la direction des plans périnéaux, le dégagement de l'épaule et son mécanisme ne doivent pas
laisser de doute dans l'esprit.

Nous savons que la tête une fois sortie repose sur
la commissure inférieure de la vulve et que l'on profite
du temps de repos pour glisser un doigt sous la symphyse pubienne afin de s'assurer de la présence du
cordon autour du cou de l'enfant. Prenant les épaules
comme les a placées Cazeaux, une derrière la branche
ischio-pubienne droite, l'autre devant le grand ligament sacro-sciatique, à la première contraction, la
direction des forces étant placée entre les deux épaules

(1) Cazeaux, loc. cit., p. 307.

les chasse également l'une et l'autre. Or l'épaule antérieure placée derrière la branche ischio-pubienne est obligée de suivre la direction de cette branche et se porte en dedans et en haut, de là le mouvement de rotation. Elle gagne la vulve et sort sous la symphyse. Mais l'épaule postérieure qui appuie sur le plancher du bassin doit suivre sa direction, c'est-à-dire se porter d'arrière en avant et de bas en haut. Ce mouvement applique très-fortement l'épaule antérieure sous la symphyse des pubis. Il est facile quand on suit le dégagement du tronc avec soin de voir qu'en effet, au moment du passage des épaules, l'enfant est chassé en avant et en haut suivant l'axe de l'orifice vulvaire. Lorsque l'on est obligé d'aider à ce dégagement, sitôt que l'épaule antérieure est apparue sous la symphyse des pubis, il suffira de relever le tronc pour aider au dégagement de l'épaule postérieure.

C'est lorsque cette épaule appuie fortement sur le périnée que les déchirures sont fort à craindre, et j'ai vu plus d'un accouchement où la tête étant sortie des parties molles sans avoir produit de lésion, une déchirure se manifestait pendant le passage de l'épaule.

2ᵉ position du sommet. Occipito-iliaque droite postérieure. — Je ne suivrai pas dans cette position les temps de flexion, d'engagement, de dégagement, de rotation extérieure et de dégagement du tronc. Tout ce que nous avons dit précédemment peut s'appliquer à celle-ci. seulement sachons bien que la tête du fœtus est située au détroit supérieur dans une position inverse : l'occiput es tourné vers la symphyse sacro-iliaque droite, le front vers l'éminence iléo-pectinée gauche, le diamètre bipariétal qui répond en avant à l'éminence iléo-pectinée droite aboutit en arrière à la partie latérale droite de l'angle sacro-vertébral.

Comme dans la première position la tête est légèrement inclinée sur le plan du détroit supérieur, de telle sorte que le pariétal gauche est en avant plus bas que le pariétal droit. Donc le diamètre bipariétal n'est pas celui que nous venons de dire, mais un diamètre qui s'en rapproche beaucoup.

Nous nous occuperons seulement ici du mouvement de rotation interne qui est le plus curieux de tout le mécanisme de l'accouchement.

Troisième temps. Rotation interne. — Les anciens auteurs croyaient que dans les positions postérieures, la tête tournait toujours de manière que l'occiput vînt se placer dans la concavité du sacrum. Solayres et Baudelocque virent bien que quelquefois il en était autrement, et que l'occiput revenait en avant, mais ils ne considéraient pas que c'était la règle générale, tandis que le mouvement en sens inverse était justement l'exception. Voici, du reste, ce que nous dit Baudelocque : « Quand tout est dans l'ordre naturel, l'occiput s'enfonce dans le petit bassin, en passant audevant de la symphyse sacro-iliaque droite, jusqu'à ce que la partie supérieure et postérieure du pariétal droit soit appuyée sur le bas du sacrum. Dans ce moment, la tête étant forcée de tourner sur son pivot, l'occiput passe dans la courbure du sacrum, et le front, en suivant le plan incliné que lui offre le côté gauche du bassin, se porte sous le pubis.

« Il arrive cependant quelquefois, mais trop rarement pour le bonheur des femmes, que la tête, en descendant, se rapproche de la deuxième position , de
sorte que l'occiput se porte en devant au lieu de se porter du côté du sacrum. »

Gardien s'exprime à peu près dans les mêmes termes, il fait seulement remarquer que la position postérieure se réduit en antérieure, le tronc suit le mouvement de rotation de la tête, et que si, par hasard,
on était conduit à appliquer le forceps dans cette position, il faudrait imiter la nature. C'est assez dire
qu'il faudrait exécuter ce mouvement si favorable à la
femme et à l'enfant de ramener la tête en occipito-pubienne.

Capuron ne pense pas que l'art puisse jamais intervenir, la nature doit seule faire les choses, car on ne
peut pas agir après la rupture des membranes. Voici,
du reste, ce qu'il dit a ce sujet :

« Dans l'excavation du bassin, la tête exécute un léger mouvement de rotation qui ramène l'occiput vers
la courbure du sacrum, et le front sous le pubis. Au
détroit inférieur, la tête se fléchit encore, mais en arrière, et la nuque se fixe sur le périnée, pour servir
de centre à ce mouvement ; l'occiput se renverse, et
les différents points du visage se dégagent de dessous
la symphyse du pubis. Quoique les mouvements de la
tête, dans cette position, soient les mêmes que dans
la première, il s'en faut qu'ils s'opèrent avec la même
facilité ; car, après le mouvement de rotation, le visage est obligé de remonter sous la symphyse, jus-

(1) Baudelocque, loc. cit., t. I, p. 230.

qu'à ce que l'occiput ait parcouru la courbure du sacrum, et franchi la vulve ; c'est ce qui rend l'accouchement plus difficile et plus long, à moins que le bassin ne soit très-évasé, ou la tête peu volumineuse.

« Une exception a lieu lorsque la fontanelle postérieure correspond à une symphyse sacro-iliaque. On observe alors que cette partie de la tête, loin de se tourner vers le sacrum, suivant la loi générale de rotation, se rapproche insensiblement de la partie antérieure droite ou gauche, en sorte que la troisième position se réduit à la seconde, et la quatrième à la première. Mais on ne conçoit guère que cet heureux changement puisse s'opérer de lui-même, ni à plus forte raison par les secours de l'art, lorsqu'il y a déjà longtemps que les eaux sont écoulées et que la matrice s'applique fortement sur le fœtus. Il faut convenir que cette réduction des positions occipito-postérieures aux positions occipito-antérieures, si elle était facile, serait d'un avantage souvent inappréciable pour la femme et pour l'enfant » (1).

Mme Lachapelle ne dit que quelques mots à ce sujet : comme ses maîtres, elle cite la possibilité de la réduction d'une position postérieure à une position antérieure. Elle ajoute : « Ce mouvement fait parti essentielle du mécanisme naturel et favorable des positions transversales » (2).

Nægele, s'il ne fut pas un des premiers à signaler le mouvement de rotation dans les occipito-postérieu-

____

(1) Capuron, loc. cit., t. I, p. 229 et 232.
(2) Lachapelle, id., t. I, p. 118.

res, fut au moins le premier qui le décrivit convenablement.

« Les accoucheurs modernes, dit-il, sont persuadés,
pour la plupart, que dans les troisième et quatrième
position du vertex, quand la tête s'engage davantage
dans la cavité du bassin, l'occiput se tourne ordinairement vers la concavité du sacrum, et la face se
présente en devant ou en haut à la vulve; que le mécanisme de la parturition est ordinairement plus difficile, plus long, et non pas sans danger. Toutes ces
assertions ne s'accordent pas avec ce que j'ai vu;
je suis convaincu que dans la troisième et la quatrième situation de la tête, l'occiput ne tourne pas ordinairement vers la concavité du sacrum par les progrès du travail mais que la petite fontanelle se porte,
dans la troisième de la symphyse sacro-iliaque gauche,
au trou ovalaire droit, et dans la quatrième de la symphyse sacro-iliaque gauche ou trou ovalaire gauche.
Je ne doute pas non plus que ces sortes d'accouchements, toutes les autres conditions actives et
passives étant les mêmes, ne peuvent être accomplis
par les seuls efforts de la nature, dans le même espace
de temps, avec la même dépense de force, et sans plus
de difficultés que quand la tête se présente en première position. Le passage de la troisième direction à
la situation transversale, et de celle-ci à ce qu'on appelle
la seconde position pariétale, s'opère par des torsions
répétées à plusieurs reprises différentes, et pour ainsi
dire en tâtonnant, de sorte que si l'on explore les parties en différents temps, dans l'intervalle des douleurs,
ou pendant leur durée, on trouve le grand diamètre
de la tête, tantôt dans le diamètre oblique gauche du

bassin, tantôt dans le diamètre transversal et plus tard dans le diamètre oblique droit. Je ne dois pas oublier de dire que ce mouvement de torsion, qui pousse la tête en avant, s'exécute avec beaucoup plus de vitesse, lorsque les douleurs croissent, que la rétraction correspondante durant la rémission de ces dernières; et quand les douleurs ont cessé la tête continue encore de se retirer en arrière pour prendre sa situation et sa direction premières (1). »

Mais il faut surtout nous reporter aux enseignements de M. le professeur Dubois. Ce sont eux du reste qui forment la base de notre théorie, ce sont ces expériences qui vont nous servir de guide pour l'exposé que nous ferons de la manière dont nous comprenons le mouvement de rotation. M. Dubois s'exprime ainsi:

« Parmi les divers mouvements que nous avons étudiés, il n'en est aucun qui soit plus digne d'attention que celui qui conduit définitivement l'occiput dans l'arcade des pubis de quelque point du canal qu'il soit d'ailleurs parti, et qui ramène ainsi la région postérieure du fœtus vers le plan antérieur du bassin. Quand nous avons supposé des lignes, partant de tous les points de chaque moitié latérale du détroit abdominal, et convergeant les unes vers les autres pour se terminer sur la ligne moyenne du périnée au-dessous de la commissure inférieure de la vulve, nous avons voulu donner une idée générale de l'étendue du trajet que l'occiput peut parcourir, mais non pas une indication rigoureuse de la direction dans laquelle il est parcouru. En effet, si chaque ligne que

(1) Nægele, Journal complément.

nous avons supposé représentait exactement un des trajets que l'occiput doit suivre, il faudrait que le mouvement de rotation commençât au moment où cette partie de la tête quitte le détroit abdominal ; c'est bien aussi ce que l'on peut observer quelquefois, mais non pas, ce nous semble, dans la plupart des cas. Ordinairement, au contraire, la tête fœtale descend dans l'excavation en conservant ses rapports primitifs avec les diamètres du bassin, et l'occiput ne commence à se diriger vers la ligne moyenne du périnée ou de la vulve que quand il a presque atteint le fond de la cavité pelvienne, et souvent quand il repose et presse déjà sur cette partie. Il n'est même pas rare de voir l'occiput, placé primitivement en arrière, conserver cette situation jusqu'à l'instant où la distension violente du périnée annonce l'expulsion prochaine de la tête, et celle-ci exécuter brusquement son mouvement de rotation, lorsqu'on avait presque renoncé à l'espérance de le voir se réaliser. Les lignes qui doivent représenter la direction réelle suivie par la tête fœtale quand elle roule sur son axe dans l'excavation pelvienne sont donc beaucoup plus rapprochées de la ligne horizontale que nous ne l'avions exprimé d'abord.

Nous terminerons ce que nous avions à dire du mouvement de rotation de la tête par quelques mots encore. On a beaucoup recherché la cause de ce phénomène et presque tous les accoucheurs français en attribuent la production à l'influence de ce qu'ils ont appelé les plans inclinés antérieurs et postérieurs du bassin, les premiers devant conduire dans l'arcade des pubis et les seconds dans la courbure du sacrum, celle des deux extrémités de la tête qui se trouve en rapport avec leur surface. Desormeaux a déjà fait remarquer que cette rotation s'accomplit souvent lorsque la tête est descendue au-dessous des plans inclinés; si l'on ajoute à cette première et solide objection que dans les positions occipito-postérieures, l'occiput en rapport avec l'un des plans inclinés postérieurs, et le front avec l'un des plans inclinés antérieurs, loin de se rendre, le premier dans la courbure du sacrum, le second dans l'arcade des pubis, suivent en général une direction précisément inverse, puisque l'occiput se porte en avant et le front en arrière, et que, dans les cas rares où la tête n'obéit pas à cette impulsion naturelle, les plans inclinés ne lui impriment même pas alors la direction qu'on a supposée, puisque la tête conserve sa direction oblique jusqu'au moment de son expulsion, il est évident que la cause du mouvement de rotation doit être recherchée ailleurs que dans la direction des plans inclinés du bassin. Cette cause réside évidemment dans la combinaison d'un assez grand nombre d'éléments, savoir : d'une part le volume, la forme et la mobilité des parties qui sont expulsées, et d'autre part la capacité, la forme et la résistance du canal qui est parcouru. Et telle est l'influence de cette combinaison que les parties du fœtus se placent dans les conditions les plus favorables à leur passage. Une vive résistance leur est-elle opposée en un point, elles s'y soustraient, cherchent un lieu où il y ait plus de place et de liberté ; la mobilité des parties qui traversent, l'extrême lubrification de celles qui sont parcourues, rend tout cela très-simple et très-intelligible. Il n'est pas d'accoucheurs qui n'ait remarqué que dans les bassins dont le diamètre sacro-pubien est raccourci, la tête du fœtus, si elle était oblique au commencement du travail, se place constamment ensuite dans une direction transversale, c'est-à-dire dans celle dans laquelle elle offre au diamètre vicié les moindres dimensions possibles. Eh bien! ce fait n'est autre chose qu'une conséquence très-simple des mêmes causes dont le mouvement de rotation, quand il est très-étendu, est une conséquence plus compliquée.

Si l'on pouvait conserver quelques doutes sur l'influence des causes dont nous venons de parler, les expériences suivantes les dissiperaient complétement. A l'époque où nous nous occupions de ce point particulier du mécanisme de l'accouchement naturel, une femme succomba à l'hospice de la Maternité, presque aussitôt après être accouchée. La parturition avait été compliquée d'hémorrhagie ; l'enfant était mort avant de naître; il n'était pas tout à fait parvenu au terme ordinaire de son développement. Nous profitâmes de cette occasion malheureuse pour tenter de produire artificiellement quelques-uns des phénomènes de l'accouchement naturel, et surtout le mouvement de rotation. L'utérus resté volumineux et flasque, fut largement ouvert jusqu'auprès de l'orifice, et convenablement maintenu par des aides au-dessus du détroit supérieur; le fœtus même dont cette femme était accouchée, fut placé à l'orifice utérin très-béant et très-mou, dans une présentation du sommet de la tête et dans la quatrième position de Baudelocque, troisième de M. Capuron (fronto-cotyloïdienne gauche). L'occiput répondait par conséquent au-devant de la symphyse sacro-iliaque droite. Plusieurs élèves sage-femmes, comprimant et poussant le fœtus de haut en bas, le firent pénétrer sans peine dans l'excavation du bassin : il fallut beaucoup plus d'efforts pour que la tête parcourût le périnée et franchît la vulve ; mais ce ne fut pas sans surprise que nous vîmes, pendant trois essais successifs, que quand la tête traversait les voies génitales externes, l'occiput était revenu en avant et à droite, et que la face s'était portée en arrière et à gauche ; qu'en un mot le mouvement de rotation s'était opéré comme dans l'accouchement naturel. Nous répétâmes une quatrième fois la même expérience, mais cette fois la tête franchit la vulve sans que ses rapports eussent changé, l'occiput était resté en arrière et la face en avant ; d'autres essais eurent encore le même résultat. Nous prîmes alors un fœtus né mort de la veille, mais beaucoup plus volumineux que le précédent nous le plaçâmes dans les même conditions que le premier, et deux fois de suite la tête franchit la vulve après avoir exécuté le mouvement de rotation. Au troisième essai et aux suivants elle se dégagea sans qu'il eût été exécuté ; ainsi le mouvement de rotation n'a cessé d'avoir lieu que quand le périnée et la vulve ont perdu la résistance qui le rendait nécessaire ou qui du moins en provoquait l'accomplissement. Ces expériences ont cela de curieux qu'elles sont tout à fait d'accord avec les phénomènes observés sur la nature vivante. On voit, en effet, le mouvement de rotation se prononcer d'autant plus que les voies génitales sont plus résistantes, et d'autant moins, au contraire, que leur résistance est moindre. Ainsi la rotation est presque toujours complète chez les primipares, très-souvent incomplète chez les femmes qui ont eu plusieurs enfants, souvent nulle enfin dans les accouchements de jumeaux, pour le second enfant, lorsqu'il est plus petit que le premier, et qu'il naît presque immédiatement après lui (1). »

Cazeaux combat très-vivement la théorie de M. Dubois, mais j'avoue que celle qu'il met à la place, en voulant tout expliquer, à mon avis, ne nous apprend rien. Voici ce qu'il dit à ce sujet : « Je ne sais si, pour tous les esprits, les explications et les expériences de M. Dubois, rendront la cause du mouvement de rotation très-simple et très-intelligible, mais je suis forcé de convenir que, pour moi, elles détaillent le fait, le confirment, mais ne l'expliquent pas. Voyons s'il n'est pas possible de mieux préciser les faits.

La tête étant placée en occipito-iliaque droite postérieure, l'occiput poussé par la contraction utérine que lui transmet le rachis, descend donc dans la direction de l'axe du détroit supérieur, c'est-à-dire de haut en bas et d'avant en arrière, et continue à descendre jusqu'à ce qu'il rencontre la résistance de la partie inférieure et latérale du bassin ou des parties du plancher périnéal. Là il est arrêté pour peu que cette résistance soit considérable et dès lors la direction dans laquelle chemine l'occiput doit nécessairement changer.

Cette résistance, en effet, peut être représentée par une force de direction perpendiculaire à la surface heurtée, et qui serait appliquée à la tête du fœtus à son point de contact avec le plan postérieur de l'excavation. Ce point de contact est évidemment dans le cas

(1) Dubois, Journal des connaiss. méd.-chir., t. II, p. 107, 108.

qui nous occupe, la partie latérale droite et postérieure de la tête, qui vient heurter contre un des
points de la paroi postérieure de l'excavation; la tête
du fœtus, ou plutôt l'extrémité occipitale de cette tête
est dès lors poussée par deux forces différentes, dont
l'une agit sur elle de haut en bas, d'avant en arrière
et un peu de gauche à droite (c'est la contraction utérine), et l'autre agit sur elle d'arrière en avant et un
peu de bas en haut (c'est la force de résistance représentée par la perpendiculaire à la surface heurtée). En
composant cette force née de la résistance avec celle
venue de l'utérus et transmise par le rachis dans la
direction de l'axe du détroit supérieur, on obtient, par
le parallélogramme, une diagonale ou résultante des
forces qui indique la direction du mouvement qui doit
avoir lieu. Or, en construisant ce parallélogramme,
on voit évidemment que l'occiput doit se porter en
avant, en bas et à droite, puisque la diagonale ou résultante des forces est dirigée d'arrière en avant, de
haut en bas et de gauche à droite.

« L'étendue de ce mouvement, la rapidité avec laquelle il s'exécute, sont toujours en rapport avec l'é-
nergie et la durée de la contraction, et la force de ré--
sistance offerte par le plancher du bassin. C'est ce qui
explique pourquoi ce mouvement de rotation, après
s'être fait très-longtemps attendre, s'exécute quelquefois tout à coup et complétement pendant une douleur
violente; pourquoi aussi, dans d'autres circonstances,
particulièrement dans celles où les douleurs sont faibles ou courtes, ce mouvement ne s'exécute que peu à
peu et a besoin pour se compléter d'un temps plus ou

moins long et de contractions plus ou moins nombreuses. »

Je ne ferai pas moi-même la réfutation de la théorie
de Cazeaux. M. le professeur Pajot s'en est chargé et
en un mot a réduit à néant toutes les explications
que je viens de reproduire. Voici en quels termes :

« Pour arriver à trouver sa diagonale, Cazeaux a
le soin d'indiquer précédemment que la contraction
utérine pousse la tête de gauche à droite. Cette dernière
assertion est des plus contestables, et sans elle la théorie croule. L'obliquité latérale droite de l'utérus étant
la règle, il arrivera bien plus souvent que l'occiput
subira la direction de droite à gauche ou tout au plus
une direction franchement perpendiculaire à la surface heurtée. (1) »

Plus loin, M. Pajot donne son explication que voici :
« Pour se faire une idée juste des causes de la rotation
de l'occiput, il suffit de les rechercher dans l'application de ce principe immuable en mécanique : Quand
un corps solide est contenu dans un autre, si le con-
tenant est le siége d'alternative de mouvements et de
repos, si les surfaces sont glissantes et peu anguleuses,
le contenu tendra sans cesse à accommoder sa forme
et ses dimensions aux formes et à la capacité du con-
tenant.

« Cette loi est féconde en résultats dans tout ce qui
touche aux phénomènes purement mécaniques de la
vie en général et des accouchements en particulier (2). »

S'il m'est permis à mon tour d'exprimer ce que je

(1) Cazeaux, loc. cit., p. 313.
(2) Pajot, Dictionnaire encyclopéd., art. Accouchem., p. 384.

pense de ce mouvement de rotation, je dirai que l'on peut, sans négliger la forme de la tête du fœtus, les dispositions de l'enceinte pelvienne, trouver une explication mécanique facile à comprendre, facile à vérifier, sans se servir d'axiomes que l'on ne doit, à mon avis, employer que lorsque l'on est à court d'explications.

La tête du fœtus étant située, comme nous l'avons dit, en position droite postérieure, se fléchit dans le premier temps, descend ensuite dans l'excavation, et rencontre le plancher du bassin. Le premier effet de cette résistance est d'augmenter la flexion, et ce fait surtout est très-appréciable; il m'est arrivé souvent en touchant de trouver la fontanelle antérieure au milieu du bassin, pendant que la tête opérait sa descente; aussi, lorsqu'elle est arrivée sur le périnée, on peut se convaincre que le mouvement de flexion s'accentue, car on sent la fontanelle antérieure remonter à gauche et s'éloigner.

Les contractions s'accélèrent, la tige fœtale s'incurve légèrement, la convexité étant dirigée à droite et en arrière; or, la tête qui rencontre le plancher du bassin dirigé de bas en haut et d'arrière en avant suit ce plan incliné, l'occiput restant toujours en arrière, jusqu'à ce qu'enfin la partie antérieure du crâne, celle qui répond à peu près à la fontanelle antérieure et aux coronaux viennent s'appliquer contre l'enceinte osseuse du bassin du côté opposé.

J'ai encore tout dernièrement fait remarquer à des élèves présents à la salle des accouchements à la Clinique que lorsque le mouvement de rotation s'exécute, la tête est fortement appuyée contre la partie postérieure de la branche horizontale du pubis et du trou sous-pubien du côté gauche. L'un d'eux ayant introduit son doigt à cet endroit pendant l'intervalle des contractions, le vit chasser par la douleur suivante.

Or l'incurvation de la tige fœtale tend toujours à s'accroître, c'est-à-dire à porter l'occiput en haut ou en avant et du côté gauche. Il ne peut aller à gauche directement parce que l'autre partie de la tête appuie sur les branches osseuses et empêche sa progression de ce côté. D'autre part le périnée dirige également l'occiput en haut et en avant, par conséquent dans ce moment où la tête est dans un équilibre instable elle se trouve obligée de tourner, l'occiput gagnant ainsi la troisième position du sommet. Donc, comme le dit Cazeaux et tous les auteurs, plus le périnée sera résistant, plus les douleurs seront vives, mieux s'exécutera ce mouvement de rotation, comme cela se voit chez les primipares, comme M. Dubois a pu le produire artificiellement dans ses expériences. Si au contraire le périnée est lâche, si la tête est petite, l'occiput viendra se placer dans la concavité du sacrum, parce qu'il suivra l'inclinaison en dedans du plancher du bassin, n'étant pas gêné par la résistance des parties molles du périnée ni par la pression de l'enceinte osseuse du côté opposé.

Telles sont les explications que j'ai cru devoir donner. J'ajouterai que lorsque la tête du fœtus est d'un volume ordinaire, le mouvement de rotation se fait tout à fait en bas sur le plancher du bassin ; si la tête est un peu plus grosse, la rotation se fera un peu plus haut parce que dans son incurvation et dans sa propulsion en avant la tête rencontrera un peu plus tôt le pubis du côté opposé.

Je ne décrirai pas la terminaison de cet accouchement; la tête ayant gagné la position droite antérieure se dirige comme dans les positions antérieures que nous avons décrites plus haut assez longuement. De même les quatrième, cinquième et sixième temps rentrent dans la position précédente, il est donc inutile d'y revenir.

Il ne rentre pas dans mon plan de décrire toutes les variétés que peut présenter le mécanisme des accouchements. Ainsi, que la flexion vienne à manquer, que l'engagement soit difficile, que l'extension ou dégagement ne puisse pas se faire, ainsi que le mouvement de rotation extérieure, cela dépend de causes spéciales que nous n'avons pas à détailler, ne nous occupant ici que du mécanisme de l'accouchement spontané. Mais il est un mécanisme spécial que je ne puis passer sous silence, c'est celui du dégagement de la tête dans les positions postérieures qui ne se réduisent pas.

Je n'ai pas à faire une nouvelle énumération des auteurs, puisque tous jusqu'à Nægele pensaient que cette manière d'être dans l'accouchement était la règle générale, aussi ai-je déjà reproduit leurs diverses opinions dans le chapitre précédent.

Voici comment s'exprime Nægele à ce sujet :

« Mais, si l'accouchement s'exécute avec trop de rapidité, si la force expulsive agit avec plus d'énergie qu'elle n'a coutume d'employer ; si le bassin présente une ampleur relativement trop considérable, ou disproportionnée et inégale ; si les parties molles n'opposent pas assez de résistance, comme, par exemple, lorsque le périnée a été déchiré dans une couche pré-

cédente; enfin, si la tête est très-petite, l'enfant n'étant
pas à terme ou les os du crâne étant imparfaitement
développés, mous, flexibles, etc., la nature s'écarte de
la marche qu'elle a coutume de suivre pour arriver
au but, elle cesse d'obéir aux principes qui la régissent
ordinairement, et il paraît ne plus y avoir de traces d'un
mécanisme établi d'après les lois du calcul le plus su-
blime; aussi n'est-il pas rare dans des cas semblables, et dans d'autres plus ou moins analogues, que
la tête, présentant la région pariétale dans la troisième
ou quatrième situation, n'exécute pas le mouvement
de torsion dont il a été parlé, mais se présente avec
le front tourné en avant ou en haut.

Quant à la manière dont la tête, placée dans la troisième situation du vertex, se meut en traversant les
organes génitaux, lorsqu'au lieu d'éprouver la torsion qu'elle décrit ordinairement par les progrès du
travail, elle se présente avec la face tournée en
haut, après avoir franchi le détroit inférieur du
bassin, je crois, malgré la rareté du cas, devoir faire
connaître, brièvement au moins, ce que l'expérience
m'a appris sous ce rapport, parce que mon opinion
diffère de celle qui est généralement adoptée.

Dans ce cas aussi, la tête, en descendant, ne se
tourne pas comme le disent Baudelocque, Capuron,
Delpech, Ebermaier, Froriep, Gardien, Joerf, Senff,
Siebold, Weidmann, et les autres auteurs de manuels
d'accouchement.

L'occipital ne tourne pas dans l'excavation du sacrum, mais lors même qu'une partie de la tête s'aperçoit déjà entre les lèvres de la vulve, la grande fontanelle regarde toujours le trou ovalaire gauche, et la

petite, située ordinairement plus bas, le ligament sacro-iliaque droit. Immédiatement avant que la tête franchisse le détroit inférieur du bassin, on sent la grande fontanelle, libre de toute tuméfaction des téguments, au bord interne de la branche montante du pubis gauche. Quand la tête est prête à se montrer au dehors, c'est la partie supérieure et antérieure du frontal gauche, qu'on sent en face ou derrière le sommet de l'arcade pubienne, ou que le doigt touche lorsqu'on l'enfonce dans une direction presque perpendiculaire à la symphyse des pubis. Lorsque la tête se dégage, la partie antérieure du frontal gauche s'applique à la concavité de l'arcade pubienne, et j'ai reconnu en cet endroit une rougeur qui avait été produite par la compression.

« Le pariétal gauche, durant tout le passage de la tête à travers la cavité du bassin, ne cesse pas un seul instant d'être en avant. En franchissant le détroit inférieur du bassin, la tête ne présente jamais son diamètre transversal à celui de l'ouverture inférieure, mais elle s'y présente obliquement. C'est ce que j'ai vu surtout chez les primipares, quoiqu'elles ne soient pas les seules qui m'en aient fourni des exemples » (1).

Nægele avait bien reconnu que cette non-rotation de la tête était une exception ; aussi, après lui, tous les auteurs qui se sont occupés un peu sérieusement de ce sujet ont pu s'assurer de la vérité des affirmations du professeur de Heidelberg. M. Dubois, qui a beaucoup emprunté au mémoire allemand, après avoir vérifié par une longue pratique et une étude cons-

(1) Nægele, Journal complément., p. 118, 123, 124.

ciencieuse les divers phénomènes de l'accouchement, expose ainsi ce qu'il pense des cas ùo l'occiput reste en arrière dans la concavité du sacrum.

D'autres fois, l'occiput, primitivement oblique en arrière, conserve cette direction poussée par des contractions utérines énergiques, il suit la paroi postérieure et latérale du bassin, la fontanelle occipitale parcourant le trajet d'une ligne qui, descendue de la symphyse sacro-iliaque gauche jusqu'au plancher de l'excavation pelvienne, se dirigerait sur celui-ci d'arrière en avant et franchirait l'arcade des pubis au tiers inférieur de la branche ischio-pubienne. Dans cette variété du mécanisme de l'accouchement naturel, la tête fœtale ne saurait traverser le bassin qu'à la faveur d'un mouvement de flexion très-prononcé sur la partie antérieure de la poitrine. L'occiput arrive donc à la partie inférieure de la vulve, la nuque s'applique bientôt après sur le bord antérieur du périnée, et la tête se renversant en bas et en arrière, l'on voit se dégager successivement au sommet de l'arcade pubienne la fontanelle antérieure, les bosses coronales, les yeux, le nez, la bouche et le menton ; quand la tête a franchi les parties génitales externes, l'occiput dirigé en bas et en arrière regarde la région postérieure et interne de l'une des cuisses de la mère ; la face tournée en haut est dirigée vers l'aine du côté opposé (1). »

Cazeaux s'exprime à peu près de la même manière, cependant il y a quelques mots que je ne puis passer sous silence.

(1) Dubois, Journal des connaiss. méd.-chir., t. II, p. 106.

« Pendant que l'occiput chemine ainsi, pour parcourir la face antérieure du sacrum et du périnée, la bosse
coronale, le sourcil qui s'étaient montrés le premiers
à l'extérieur, remontent et se cachent derrière la symphyse. A peine l'occiput est-il dégagé, que le périnée
glissant sur le plan incliné, représenté par la nuque,
revient fortement sur lui-même et facilite ainsi le dégagement des parties antérieures de la tête : aussi
voit-on la tête éprouver son mouvement d'extension
autour de la nuque, comme centre, et apparaître au-
dessous de la symphyse pubienne, d'abord la fontanelle antérieure, la suture coronale, le front, le nez,
la bouche et le menton.»

M. le professeur Pajot reprend également la question dans le Dictionnaire encyclopédique. «Personne
ne soutient plus, dit-il, l'impossibilité de l'accouchement quand a lieu cette anomalie, mais tout le monde
admet avec justesse la difficulté plus grande de l'expulsion dans la position occipito-sacrée. Seulement,
on n'est pas d'accord sur les raisons de la difficulté.
La plupart des accoucheurs voient dans la longueur
de la paroi postérieure du bassin, non-seulement osseuse, mais périnéale, un motif suffisant pour comprendre les difficultés de l'accouchement et la longueur
du travail. Mais, M. P. Dubois a proposé une autre
explication, certainement de grande valeur. Si l'on admet ce principe comme incontestable, à savoir : qu'une
tige droite et rigide parcourant un canal inflexible et
courbe, le parcours est d'autant plus difficile que la
tige est plus longue, on trouvera, dans cette proposi-
tion, l'explication des lenteurs de l'accouchement dans
la position occipito-sacrée ; lenteurs subordonnées

néanmoins au volume du fœtus, à la capacité du bassin et à la vigueur des contractions. Telle est la raison invoquée par M. Dubois, elle est indiscutable, mais il convient d'y ajouter la raison première, et il faut dire : si les positions occipito-sacrées, donnent en général lieu à des accouchements plus pénibles que les positions occipito-pubiennes, c'est qu'à la fois le parcours est plus difficile et la voie parcourue plus longue » (1).

Mais nous ne trouvons toujours pas d'explication véritablement plausible de cette anomalie. Si l'on se rappelle ce que j'ai dit au sujet du mécanisme du mouvement de rotation normal, on a vu que la tête tournait en haut pour deux causes: 1° parce que la contraction tendait à relever l'occiput, en augmentant la courbe générale de la tige de transmission ; 2° parce que le périnée avait une inclinaison de bas en haut et d'arrière en avant, et que ce périnée tendu ne permettait pas à la tête un mouvement en sens inverse.

Or nous savons que lorsque l'anomalie que nous étudions se présente, elle a lieu le plus souvent chez des femmes qui ont eu de nombreux enfants et dont le périnée très-lâche ne présente plus la résistance voulue à la pression exercée par la tête. C'est en effet ce qui arrive, la contraction pousse la tête contre le périnée, la flexion de la tête sur la poitrine s'exagère, mais le périnée cède et se laisse distendre au lieu de résister comme cela a lieu dans l'état ordinaire. La partie antérieure de la tête ne vient plus s'appuyer contre l'enceinte osseuse du côté opposé, et l'occiput en

____

(1) Pajot, Dictionnaire encyclopéd., art. Accouchem., p. 391.

exécutant un tour de spire qui lui est indiqué par la direction en dedans de la gouttière périnéale qui vient se placer en arrière. En somme, cela se résume à ceci : le périnée ne résistant plus, perd sa direction et ne conduit plus l'occiput en haut et en avant; de plus, comme la résistance fait défaut, l'exagération de la courbure de la tige de transmission ne se fait qu'imparfaitement, et l'occiput n'est plus dirigé en haut comme dans les cas précédents.

Quand la tête ainsi placée arrive à la vulve, l'occiput paraît le premier à la commissure inférieure; les contractions continuent de pousser le fœtus en avant, le périnée se laisse distendre considérablement et représente une gouttière dont la paroi postérieure est dirigée en haut et en avant. Or, la partie postérieure de la tête s'applique contre cette gouttière et la parcourt dans toute son étendue. Sa contraction dirigeant toujours l'occiput en haut et en avant, ce dernier vient se placer comme un coin dans l'orifice vulvaire le distend et conserve pendant chaque douleur cette direction en avant et en haut qu'il a prise en commençant. Lorsqu'enfin le front est sorti de dessous la symphyse des pubis, le périnée revient sur lui-même, relève la nuque qui est appuyée sur lui, et la face glisse tout naturellement au-dessous de la symphyse des pubis. C'est là ce qui a été nommé déflexion. Effectivement c'est bien une déflexion, mais qui n'est pas produite par une décomposition des forces, ainsi que tous les auteurs l'ont admis avant M. Tarnier.

Les épaules se dégagent ensuite et nous n'avons rien de spécial à dire à ce sujet.

PRÉSENTATIONS DE LA FACE.

Je place les présentations de la face immédiatement après celles du sommet, non pas parce qu'elles sont très-fréquentes, mais parce que les divers mouvements exécutés par la tête offrent une grande analogie, que cette tête d'ailleurs soit fléchie ou défléchie. Nous savons que dans ces présentations deux positions se rencontrent presque à l'exclusion des deux autres, ce sont la mento-iliaque droite postérieure et la mento-iliaque gauche antérieure.

Nous allons décrire le mécanisme de l'accouchement dans ces deux positions. Comme pour le sommet nous admettons six temps, nous nous sommes expliqué suffisamment à cet égard plus haut.

1° *Position mento-iliaque droite postérieure.* — Dans cette position le menton correspond à l'extrémité droite du diamètre oblique gauche, et le front est placé à gauche derrière l'éminence ilio-pectinée. Le diamètre mento-bregmatique est en rapport avec le diamètre oblique gauche et le bitemporal avec le diamètre droit. Nous ferons encore la petite restriction que nous avons signalée à propos des présentations du sommet, c'est-à-dire qu'à proprement parler le bitemporal est en rapport avec un diamètre qui partant de l'éminence ilio-pectinée droite vient tomber au côté gauche de l'angle sacro-vertébral. De plus la tête est légèrement inclinée sur le plan du détroit supérieur, de sorte qu'elle présente surtout sa partie latérale droite : œil, joue, frontal, etc.

A l'occasion des présentations de la face, Baudelocque, imbu des idées de son temps, où l'on considérait cette présentation comme très-dangereuse, donna le conseil de tâcher de fléchir la tête au-dessus du détroit supérieur, ou de faire la version, et par conséquent on trouve dans cet auteur peu de détails sur la terminaison spontanée, je crois donc devoir le laisser de côté dans l'histoire de ces présentations. Gardien étant dans les mêmes idées, nous le laisserons également de côté, ainsi que Capuron.

Pour Mme Lachapelle qui s'est occupée spécialement des présentations de la face et qui a détruit ce préjugé qui n'accordait pas la terminaison spontanée de ces présentations, les positions inclinées forment autant de variétés, que nous avons déjà énumérées, savoir : variétés frontales, malaires et mentales. Donc elle considère que dans les positions franches, la face s'engage en plein dans le détroit supérieur. Nous savons actuellement qu'il n'en est pas ainsi dans la majorité des cas, et ce fait a été mis en lumière surtout par Nægelé. Dans la première position de la face, le doigt explorateur introduit à travers l'orifice utérin au commencement du travail rencontre ordinairement le nez ; si on le porte à gauche sur le dos de cet organe, il rencontre la suture coronale ; à droite les narines, et en avant et à droite l'œil droit ; le diamètre longitudinal de visage, c'est-à-dire le diamètre mesuré à partir du centre du frontal à la base du menton se trouve par conséquent plus ou moins parallèle au diamètre transverse du détroit supérieur, et la moitié droite de la face est située plus bas que la moitié gauche (1).

(1) Nægelé, Archives gén. de méd., décembre 1833, p. 523.

M. Dubois professe la même opinion, en repoussant ce qu'il peut y avoir d'exagéré dans la description de Nægelé, absolument comme nous l'avons fait voir pour le sommet. Nous ne croyons donc pas devoir insister davantage sur ce point.

1er *temps*. — *Déflexion*. — Il est bien évident que la tête est déjà légèrement défléchie au-dessus du détroit supérieur avant toute espèce d'engagement. Nous n'avons pas à rechercher les causes de cette déflexion antérieure à tout commencement de travail.

« Après la rupture de la poche des eaux, dit M. Dubois, la face se rapproche du centre du bassin, le front s'en écarte un peu : ces deux conditions sont la conséquence d'un mouvement qui augmente l'extension de la tête. Tantôt celle-ci s'engage, se redresse, c'est-à-dire que l'inclinaison latérale qu'elle présentait disparaît (1). »

Cazeaux s'exprime de la même façon, « le diamètre fronto-mentonnier a pris la place du diamètre mento-bregmatique et est parallèle au diamètre oblique gauche, le diamètre bitemporal n'a pas changé ; la circonférence faciale ou fronto-mentonnière est parallèle au pourtour du détroit supérieur, l'axe du bassin traverse la tête dans la direction d'une ligne qui de la fontanelle postérieure viendrait aboutir sur la lèvre supérieure du fœtus.

En résumé la tête déjà défléchie, est surprise dans cet état par la contraction utérine qui la pousse vers la partie inférieure de l'utérus, l'inégalité des bras de

______

(1) Dubois, Gazette des hôpitaux, 1841, p. 482.

levier mentonnier et occipital empêche la tête de reprendre sa position fléchie ; au contraire ce renversement s'accentue davantage, l'occiput vient s'appuyer sur le dos de l'enfant et le menton devient l'extrémité de la tige de transmission des forces utérines ; c'est à peine s'il est besoin de donner une explication de ce mouvement.

Il suffit de bien se représenter l'état des choses dans l'utérus avant la première contraction, pour comprendre qu'il ne peut pas en être autrement aussitôt sa première douleur. La tête s'engage donc ainsi défléchie dans le détroit supérieur et les rapports sont ceux que je viens de noter plus haut.

2e temps.— Descente. — Ce temps ne présente rien de particulier, la tête descend dans la position diagonale qu'elle occupait au détroit supérieur. Seulement ce mouvement de descente ne s'opère pas aussi complétement que dans les présentations du sommet, comme le fait très-bien remarquer Cazeaux : « La tête fortement étendue s'engage dans l'excavation et descend *autant que le permet la longueur du cou.*

Ces dernières paroles demandent une courte explication. Dans les positions du sommet, nous avons vu que la tête descendait jusque sur le plancher du bassin, de manière à franchir, sans changer de position, tout l'espace qui sépare le détroit supérieur du détroit inférieur. Or, dans la position transversale que nous étudions, il est évident que la face ne peut descendre jusque sur le plancher du bassin qu'à une des conditions suivantes : ou bien la poitrine s'engagera avec la tête dans l'excavation, ou bien elle restera au-dessus du détroit supérieur, la face descendant jusqu'au détroit inférieur, c'est-à-dire le front arrivant au niveau de la tubérosité de l'ischion gauche, et le menton au niveau de la tubérosité de l'ischion droit ; mais il faudra nécessairement alors que le cou s'allonge assez pour mesurer toute la longueur de la paroi latérale de l'excavation, c'est-à-dire 9 centimètres et demi. Or, il est évident que ni l'une ni l'autre de ces deux conditions ne peuvent se réaliser ; la tête ne pourra donc pas descendre jusque sur le plancher du bassin, c'est pour cela que nous dirons que la face ne descend *qu'autant que le permet la longueur du cou*, et le mouvement de descente est interrompu.

Voici également un passage de Nægelé qui ne manque pas d'un certain intérêt :

« Dans celui des deux cas d'accouchement par la face qu'il est le plus ordinaire de rencontrer, celui dans lequel la face est tournée en avant et le front du côté de l'ilion gauche, il se forme, surtout lorsque la poche des eaux crève avant que le museau de tanche soit assez dilaté, ce que j'ai reconnu être assez fréquent, il se forme, dis-je, quand la seconde période de la parturition marche avec lenteur, une tuméfaction des téguments à la partie supérieure de la moitié droite du visage, qui dans cette sorte d'accouchement, est toujours le plus profondément situé. L'œil droit se trouve presque au centre de cette tumeur (1). »

3ᵉ temps. — *Rotation intérieure.* — Ce mouvement est aussi curieux dans les présentations de la face que dans celles du sommet. Dans ces dernières, c'était le

----

(1) Nægelé, Journal complément., t. IX, p. 120.

menton qui était ramené sous la symphyse du pubis.
Dans les présentations de la face, ce sera le menton.

Mme Lachapelle a parfaitement indiqué ce mouvement, de plus, elle a fait remarquer que quelquefois
la face se dégage transversalement, ce qui est très-
exact.

« Le deuxième peut être regardé comme constant et
constamment le même. J'ai bien vu deux ou trois fois
la face sortir transversale ou à peu près hors de la
vulve, et j'en donnerai des exemples ci-après; mais
ce ne sont que des exceptions très-rares. On peut
poser en principe général que dans toute position
franche ou même diagonale de la face, il s'opère dans
l'excavation une rotation par laquelle le menton est
ramené sous le pubis, tandis que le vertex se loge dans
la concavité du sacrum. »

Nægele indique également ce mouvement dans des
termes qui ne peuvent laisser aucune équivoque :

« Depuis 20 ans que j'exerce la profession d'accoucheur, je n'ai pas encore vu une seule fois, dans les
accouchements par la face, que, quand l'art n'inter-
vient pas, soit pour changer la direction de la tête ou
autrement, le front se tourne jamais en avant ou en
haut par les progrès du travail et que la face se présente au détroit inférieur du bassin dans une direction opposée à celle qui lui est ordinaire. Plusieurs
de mes confrères non moins expérimentés qu'attentifs m'ont assuré avoir fait la même remarque. J'ai
reconnu aussi que, toutes choses égales d'ailleurs, les
accouchements par la face se font en général *sans plus
de difficultés* et qu'ils ne se terminent pas moins heureusement que ceux par le vertex; ce qui me porte à

croire qu'ils n'exigent pas, pour s'accomplir, d'autres conditions que celles qui se rencontrent dans les cas les plus ordinaires (1). »

A son tour, M, le professeur Dubois, dans la *Gazette des hôpitaux*, avance « que le mouvement de rotation est très-étendu, puisqu'il faut que le menton qui se trouve à droite ou en arrière soit ramené derrière la symphyse pubienne. Ainsi les moyens que la nature emploie ici sont parfaitement analogues à ceux qui amènent la terminaison dans les présentations du sommet ; seulement comme dans ces dernières, la tête est fléchie quand elle s'engage, les contractions doivent la dégager par un mouvement d'extension ; dans les positions de la face, au contraire la tête étant étendue, les contractions utérines ne peuvent la dégager que par un mouvement de flexion (2). »

Cazeaux fait remarquer la tête exécute un mouvement de rotation par lequel le menton roule de droite à gauche pour se porter derrière la symphyse des pubis ; le front de gauche à droite et d'avant en arrière, pour se porter dans la concavité du sacrum, ce qui permet au mouvement de descente de se compléter.

Ce temps est caractérisé par un mouvement qui ramènera le menton *en avant,* quel que soit le point qu'il occupe dans le bassin au début de l'accouchement.

La longue étude faite précédemment, des causes du mouvement de rotation de la tête dans la présentation du sommet, nous dispensera ici de toute expli-

(1) Nægele, Journal complément., p. 121.
(2) Dubois, Gazette des hôpitaux, p. 432 ; 1841.

cation. Les causes de la rotation du sommet sont les causes de la rotation de la face.

Si l'on se rappelle ce qui a été dit plus haut de ce mouvement de rotation, nous aurons peu de choses à ajouter. En effet : la tête de fléchie, l'occiput fixé en arrière, le menton est devenu l'extrémité de la tige flexible qui transmet les contractions utérines ; l'effet de la contraction aidée de la résistance du plancher du bassin est d'exagérer l'incurvation de la tige en arrière la convexité répondant toujours à droite et en arrière au plan antérieure de l'enfant. Or il arrive ce que nous avons vu dans les présentations du sommet, c'est-à-dire que la tête est chassée de cette façon en avant, en haut et à gauche; elle est arrêtée dans son mouvement par la partie opposée de l'enceinte osseuse. Comme le périnée la conduit en haut et en avant, ainsi que la contraction, elle continue son ascension et le menton tourne, la tête appuyée de l'autre côté du bassin, c'est là qu'est le véritable pivot. Or comme dans les présentations de la face le diamètre trachélo-frontal est plus grand que le diamètre sous-occipito-bregmatique; comme par conséquent la tête s'appuiera plutôt contre la branche osseuse du côté opposé, le mouvement de rotation se fera en quelque sorte plus haut dans l'excavation, mais cependant avec plus de difficultés, parce que l'incurvation de la tige flexible est bien moins facile dans ces cas là que lorsque la tête est fléchie.

Le menton est ramené de cette façon à une position mento-antérieure que nous verrons plus loin.

4e *Temps. Dégagement.* C'est encore avec intention que je ne nomme pas ce temps flexion comme on le

fait généralement, parce que je considère qu'il n'y a
pas de flexion à proprement parler. Les auteurs ont
jusqu'ici interprété à peu près de la même manière
le mouvement que fait la tête pour se dégager. —
Voici ce que dit Mme Lachapelle : « On peut établir en
thèse générale que le menton une fois sous les pubis,
la mâchoire inférieure s'enfonce dans l'arcade, puis
le menton remonte au devant de la symphyse, tandis
que le front descend au devant du périnée que fait
saillir le vertex, et que peu à peu le même mouvement de flexion de la tête en produit le dégagement
en faisant passer sur la fourchette le bregma, la suture sagittale et enfin l'occiput : c'est un mouvement
d'arc de cercle auquel la région de l'os hyoïde sert de
centre, et qui répond au mouvement d'extension en
arc de cercle auquel la nuque sert de centre quand la
fontanelle postérieure s'est avancée la première (1). »

Nægele exprime son opinion à peu près de la même
manière en faisant remarquer que la face se dégage
un peu obliquement.

Si la face commence à s'engager, la joue droite et
la commissure droite de la bouche apparaissent d'a-
bord entre les grandes lèvres, et le menton s'avance
derrière la branche descendante du pubis droit. La
marche ultérieure de la tête et sa sortie ont lieu de la
même manière que dans le sommet. La mâchoire inférieure droite descend sous l'arcade du pubis, sous
laquelle elle s'avance jusqu'à ce que son angle soit à
peu près arrivé sous l'arcade contre laquelle il s'appuie, le menton restant toujours un peu tourné du

____

(1) Mme Lachapelle, loc. cit., 3e mémoire, p. 377.

côté droit. Enfin la tête présentant à la vulve sa plus grande circonférence est chassée à travers cet orifice, exécutant en même temps un mouvement de rotation sur son axe transversal, au moyen duquel elle se dirige de bas en haut et un peu de côté (1).

Nous avons cité plus haut les paroles de M. Dubois au sujet de cette flexion.

Cazeaux et M. Pajot reproduisent les mêmes idées.

Voici comment nous entendons ce mouvement. Le menton étant ramené sous l'arcade pubienne, les contractions utérines transmises par la tige flexible dont le menton est devenu l'extrémité poussent cette partie en avant. Mais toute la voûte du crâne repose dans la gouttière périnéale sur le plancher du bassin qu est dirigée, comme nous le savons, d'arrière en avant et de bas en haut. La tête suivant cette direction se dirigera en avant et en haut, et le menton se trouvera d'abord dans l'orifice vulvaire, puis, s'élevant toujours, il s'appuie contre la partie inférieure de l'arcade pubienne sous laquelle il glisse. La vulve s'ouvre davantage sous la pression exercée par la face, qui n'a pas fait autre chose que le sommet, c'est-à-dire s'est engagée comme un cône dont la pointe serait le menton. Lorsque les contractions ont ainsi chassé la face sur le périnée, il arrive un moment où le front à son tour vient passer à la partie inférieure de la vulve, et c'est alors que le périnée agit, comme l'a si bien dit M. Tarnier, en repoussant toujours en haut les parties qui s'engagent, de telle sorte qu'à un moment donné il glisse sur la partie postérieure de la tête en

(1) Nægele, Archives gén, de méd,, décembre 1853.

la chassant en haut, c'est-à-dire en leur faisant décrire un léger mouvement de flexion, qui, on le voit, n'est que secondaire.

Le mouvement de rotation que nous venons de décrire doit se faire forcément, car l'accouchement ne pourrait pas avoir lieu sans cela.

M. Pajot a parfaitement exprimé cette idée. « Mais quand le menton vient à occuper l'un des points de la moitié postérieure du détroit abdominal, alors l'extension du col fœtal, portée aussi loin qu'on le suppose, ne permettra jamais au menton d'arriver à l'extérieur, la paroi postérieure du bassin étant beaucoup trop longue pour que la région cervicale antérieure du fœtus puisse la mesurer.

« L'expulsion du menton au dehors ne se pourrait faire qu'à la condition d'un engagement simultané dans l'excavation, et de la tête et de la poitrine à la fois, engagement absolument impossible avec un fœtus à terme, chacune des deux parties atteignant presque à elle seule les dimensions du canal. »

On comprend donc combien est indispensable la rotation du menton en avant lorsque la face, occupant le détroit supérieur, le menton se trouve tourné plus ou moins postérieurement. Heureusement qu'en pratique on peut dire que le menton exécute à peu près toujours sa rotation antérieure. Les cas où ce mouvement n'a pas lieu sont des plus rares, et les accoucheurs qui prétendent en avoir vu un grand nombre ont mal interprété ce qu'ils observaient.

Pendant quatorze ans, à l'hôpital des Cliniques, nous n'en avons pas rencontré un seul exemple ; les trois cas que nous ayons vus se sont présentés : l'un à l'hôpital Saint-Louis, les deux autres dans la ville, pendant une pratique de vingt-deux années. M. P. Dubois enseignait également qu'il considérait l'absence de rotation dans la face comme un fait d'une extrême rareté. D'ailleurs, l'opinion générale vient à l'appui de cette assertion. On s'accorde aujourd'hui pour regarder la présentation de la face comme une de celles dans lesquelles l'expulsion se fait spontanément. Or, la position postérieure droite, contrairement à l'opinion de Mme Lachapelle et de Cazeaux, étant la plus commune, et l'accouchement devenant à peu près impossible sans la rotation, cette opinion générale est une confirmation de la rareté que nous indiquons.

5e *temps. Rotation extérieure.* — Les auteurs sont tous d'accord sur ce mouvement qui se produit comme le même mouvement dans les présentations du sommet. Voici ce qu'en dit Mme Lachapelle :

« Il n'est pas besoin de dire que la face tourne après cela spontanément vers le point que le menton regardait dans le premier temps, ni de répéter ce que nous avons dit au sujet des positions du vertex sur l'expulsion ultérieure du tronc. »

Les autres auteurs s'expriment de la même manière. Nous n'y insisterons pas davantage.

6e *temps. Expulsion du tronc.* — Ce temps ne présente rien de particulier dans les présentations de la face. Nous renvoyons à ce qui a été dit à ce sujet dans les présentations du sommet.

2° *Position mento-iliaque gauche antérieure.* — La tête est étendue, le menton se trouve placé derrière la cavité cotyloïde gauche, le front répond à la symphyse

sacro-iliaque droite (le front et la face sont à peu près
sur le même plan), la joue gauche est dirigée en
avant et à droite, la joue droite en arrière et à gauche. C'est le diamètre mento-frontal qui se présente.
On trouve en arrière le front, tumeur ronde, dure,
solide, qu'on pourrait de prime abord prendre pour
le sommet, mais en ramenant le doigt en avant on
rencontre le nez et surtout les narines et le menton
qui. rendront le diagnostic de la position plus facile.
La joue située en avant est un peu moins élevée que
celle du côté opposé. On a vu la même chose exister
dans les présentations de sommet pour les bosses
pariétales. Les rapports des autres parties se devinent
aisément.

Je n'ai pas l'intention de décrire séparément tous
les temps de l'accouchement. Et je laisse parler
M. Dubois qui a parfaitement indiqué en très-peu
de mots le mécanisme de l'accouchement dans ces
positions.

« Après la rupture de la poche des eaux, la face se
rapproche du centre du bassin, le front s'en écarte
un peu, ces deux conditions sont la conséquence d'un
mouvement qui augmente l'extension de la tête,
bientôt celle-ci s'engage et se redresse, c'est-à-dire
que l'inclinaison latérale qu'elle présentait disparaît.
Arrivée dans l'excavation du bassin, elle se fléchit
légèrement, puis elle subit un mouvement de rotation
qui doit ramener le menton sous l'une des branches
ischio-pubiennes ; alors le front et le sommet sont
appuyés sur le plancher du bassin, la face répond à
la vulve. A ce moment, le mouvement de flexion dont
il a été question tout à l'heure devient plus considé-

rable, et le menton se dégage, puis le reste de la face,
le front et enfin l'occiput qui se dégage le dernier.
Une fois la tête sortie, il s'opère un petit mouvement
de restitution, comme dans les présentations du
sommet.

Je reprends le mouvement de rotation. Le menton,
dans ces cas, vient appuyer contre le plancher du
bassin qui se dirige en avant et en haut. — La contraction utérine l'avait préalablement chassé en bas
en augmentant la courbure de la tige flexible dont
l'extrémité antérieure serait le menton. Quand maintenant le menton appuie sur le périnée et suit la direction de ce plancher qui le dirige en haut, en avant
et en dedans suivant une direction oblique, parallèle
à la branche ischio-pubienne gauche, en dedans de
laquelle il glisse. Il gagne ainsi la vulve et se dégage
comme nous l'avons dit plus haut.

Les autres temps dans cette position ne présentent
rien de particulier.

PRÉSENTATION DE L'EXTRÉMITÉ PELVIENNE.

Nous savons qu'on entend par ces mots le siége et
les membres abdominaux. Je me suis longuement
étendu dans ma première partie sur cette réunion, je
n'y reviendrai pas ici; je décrirai comme type la présentation du siége dans une position antérieure la plus
fréquente, puis dans une position postérieure également la plus fréquente. C'est ainsi que je commencerai par la position sacro-iliaque gauche antérieure.

Les auteurs qui ont précédé M. P. Dubois ont généralement considéré la présentation du siége comme la plus naturelle après celle du sommet. Cependant, comme le plus souvent ils croyaient que l'enf queplié en double devait occasionner plus de douleurs à la femme, ils étaient d'avis d'agir pour délivrer la malade le plus vite possible ; aussi ont-ils assez mal décrit le mécanisme de cet accouchement. Nous les laisserons donc de côté et nous ne prendrons que les auteurs qui depuis M. Paul Dubois ont parlé sur ce sujet en reproduisant du reste le plus souvent les paroles du maître. Comme dans tous les autres accouchements nous considérons le sixième temps, et c'est dans celui-là surtout que le sixième temps est absolument nécessaire.

Position sacro-iliaque gauche antérieure.

Le sacrum est placé derrière la cavité cotyloïde droite ; les pieds et la partie antérieure des jambes sont en rapport avec la symphyse sacro-iliaque droite. La hanche gauche est en avant et à droite ; la hanche droite est en arrière et à gauche ; la tête est au fond de l'utérus.

On peut reconnaître cette présentation aux signes suivants : L'extrémité pelvienne est plus petite et moins compacte que la tête et toujours plus élevée que cette dernière partie au moment de la rupture des membranes ; la surface arrondie qu'elle présente est plus molle que la tête ; sa forme est d'une irrégularité manifeste ; on sent une sorte d'échancrure formée par l intervalle des cuisses, circonstance qui éveille l'attention de l'accoucheur. Auprès de cette échancrure se trouvent quelques parties mobiles, ce sont les pieds.

Quand ces parties ne peuvent être atteintes, l'on sent le sillon où se rencontrent les parties génitales, la pointe du coccyx, et, entre les deux, l'anus. Dans cette présentation, l'on observe fréquemment l'évacuation d'une certaine partie du méconium. Cela étant connu, l'on peut pressentir le mécanisme de l'accouchement.

1ᵉʳ temps. Amoindrissement des parties. — Après la rupture des membranes, les parois utérines s'appliquent plus immédiatement sur le corps du fœtus, dont elles rapprochent les diverses parties. Le premier mouvement que l'on observe c'est l'augmentation de la flexion de la tête sur la partie antérieure de la poitrine. M. Tarnier a parfaitement expliqué ce qui se passe dans ce moment.

Au moment où le travail se déclare, le premier effet des contractions utérines est de pelotonner le fœtus sur son plan antérieur, et les membres pelviens viennent appuyer fortement contre le siége, de manière à former avec lui une partie assez petite pour s'engager dans l'excavation. Le siége de l'enfant subit donc une compression qui diminue véritablement son volume en même temps qu'il s'adapte mieux sur l'ouverture du détroit supérieur. Cet amoindrissement devient plus complet après la rupture de la poche des os, mais, souvent aussi, il se produit à ce moment un allongement des membres pelviens qui donne lieu aux variétés de l'accouchement par les pieds et les genoux, et quand le siége est asez dédoublé, la descente n'en est que plus facile.

Ce temps est analogue au premier temps de l'ac-

couchement par le sommet, mais ici l'amoindrissement est véritable et assez grand pour permettre au
siége de descendre dans le bassin, tandis que dans la
présentation du sommet, la boîte crânienne étant peu
compressible, c'est par une sorte d'artifice, et c'est
en fléchissant que la tête se présente avec des diamètres favorables à l'engagement.

2ᵉ *temps. Engagement.* — Ce temps ne présente rien
de particulier. Sous l'influence des contractions utérines, l'extrémité pelvienne un peu inclinée s'engage
et descend sur le plancher du bassin, la base du sacrum répondant à la partie postérieure du trou ovalaire gauche. La partie se redresse en parcourant le
canal. Cazeaux ne dit rien de plus sur ce temps, qui ne
présente qu'un médiocre intérêt, et à mesure que les
contractions acquièrent plus de force et d'énergie, les
fesses descendent peu à peu, la gauche glissant sur
la face interne du trou sous-pubien et du muscle
obturateur interne, et la droite au devant des parties
qui se trouvent placées sur le quart postérieur gauche
du bassin.

3ᵉ *temps. Rotation intérieure.* — Le mouvement qui
doit placer la hanche gauche sous le pubis n'est jamais complet, comme le dit très-bien M. Dubois.

Ce mouvement s'explique absolument comme dans
les présentations de la face et du sommet. Le siége
est chassé en bas et en avant par les contractions utérines qui exagèrent la courbe de la tige flexible de
transmission. Arrivé sur le plancher du bassin, et toujours poussé en avant, par les douleurs, le siége est
dirigé en suivant le plan incliné que nous connais-

sons. C'est ainsi que le siége se relève, presse sur le périnée, et la hanche gauche, qui s'appuie sur le bord de la branche ischio-pelvienne droite, est dirigée en haut et en dedans.

Par suite il arrive très-souvent que cette hanche passe à la vulve avant que le mouvement de rotation soit bien complet. Un mouvement de rotation même ne se complète pas toujours parce que le siége peut se réduire si bien que la partie passerait obliquement dans l'arcade pubienne.

4ᵉ temps. Dégagement du tronc. — « Puis, dit M. Dubois, bientôt l'on voit apparaître à la vulve d'abord la fesse gauche; puis l'anus, enfin la fesse droite et les pieds; toutes ces parties se dégagent en même temps en se relevant vers la face antérieure du pubis. Alors s'opére un léger mouvement de rotation, sorte de mouvement de restitution; à partir de ce moment, les contractions utérines continuant d'agir, le tronc du fœtus se dégage jusqu'aux coudes, qui se trouvent placés sur les parties latérales de la poitrine. Alors, nouveau mouvement de rotation, qui porte l'une des extrémités derrière le pubis, et l'autre dans la cavité du sacrum. Les coudes se dégagent, d'abord celui qui est en avant, puis celui qui est en arrrière. Quelquefois le contraire a lieu. Viennnent ensuite les épaules qui conservent toujours une légère obliquité. »

Ce dégagement a été très-bien décrit par Cazeaux. Il serait trop long de citer ce qu'il dit à ce sujet. Cet ouvrage étant dans toutes les mains, je me dispense de citer textuellement un passage qui, très-bien fait, ne nous apprendrait rien. Ce qui a été étudié sur le sommet peut s'appliquer au siége en bien des points.

Sa sortie des hanches, pur exemple, se rapproche infiniment de l'expulsion des épaules dans le sommet. Aussi je ne répéterai pas ce qui a été dit plus haut.

5° temps. Rotation interne de la tête et externe du tronc. — Reste la tête qui se présente au détroit inférieur, fléchie dans une position oblique ; elle s'engage ensuite, subit un mouvement de rotation qui ranime l'occiput derrière la symphyse du pubis et le front dans la courbure du sacrum ; puis sous l'influence des contractions, l'on voit se présenter successivement à la vulve, vers la commissure antérieure du périnée, la bouche, le nez, le front et le sommet, enfin la tête se dégage.

Le mouvement de rotation de la tête, dans ces cas-là, est dû à ce que cette partie est appliquée contre la face postérieuree 'enceinte osseuse antérieure du bassin dont la direction est oblique en avant, en bas et en dedans : aussi la tête est-elle obligée de suivre cette direction et l'occiput qui est la partie chassée vient-il s'incliner en raison de l'obliquité des os. D'une autre part la partie antérieure de la tête s'appuie sur le plancher du bassin qui la dirige en haut et en avant et cette fois en dedans, c'est-à-dire à la commissure inférieure de la vulve, parce que cette fois il n'y a plus sur la partie oblique et inférieure l'application de cette force, transmise par la tige fœtale qui obligeait l'extrémité de la tige de s'élever.

6° temps. — Ce temps ne présente rien de particulier lorsque la tête est fléchie. Lorsqu'au contraire elle est défléchie, on est obligé de la dégager en suivant des règles qui sont exposées dans tous les traités classiques et que nous ne croyons pas utile de rappeler ici.

Position sacro-iliaque droite postérieure.

Le sacrum répond à la symphyse sacro-iliaque droite; les pieds et la partie antérieure des jambes sont placés derrière la cavité cotyloïde gauche; la hanche droite est en avant et à droite; la hanche gauche est en arrière et à gauche; la tête occupe le fond de la matrice.

Les moyens de diagnostiquer cette position sont les mêmes que les positions précédentes, seulement les parties qui dans la première étaient situées en avant se retrouveront, dans la seconde, placées en arrière; le mécanisme sera aussi tout à fait le même.

Ainsi l'on retrouve dans les présentations des extrémités pelviennes, la même régularité que l'on a observée dans celles du sommet ; on pourrait dire même que celles-ci sont moins régulières que les précédentes.

Le mouvement de rotation mérite seul de nous arrêter un instant. Il se produit de la même façon que dans la présentation précédente, les contractions utérines appliquent le siége contre le périnée qui résiste; alors la tige flexible s'incurve d'avantage et la force chasse le siége en haut et à gauche, le plancher du bassin conduit également la partie en avant et en haut suivant son inclinaison. Dans ces conditions, la hanche droite est appliquée contre le trou ovalaire droit et glisse ainsi jusque derrière la symphyse pubienne en suivant le plan incliné qui lui est offert. A chaque intervalle de contraction, il retombe ou plutôt il est repoussé par le premier qui se rétracte, pour remonter et apparaître à la vulve après, comme dans l'autre position. C'est la hanche antérieure qui sort la première pour des motifs en tout semblables à ceux que nous avons donnés lors de l'expulsion des épaules dans les présentations du sommet.

PRÉSENTATIONS DU TRONC.

Je ne m'arrêterai pas longtemps sur la terminaison spontanée des présentations du tronc, parce qu'il est très-rare de voir la malade se délivrer par les seules forces de la nature d'un enfant ainsi disposé dans l'utérus. Les dimensions respectives du bassin et du fœtus ne permettent pas à ce dernier de se plier en deux pour franchir le canal pelvien, dans l'état normal de son volume ; aussi, tous les auteurs ont-ils déclaré que l'évolution spontanée ne pouvait avoir lieu que si le fœtus était petit ou le bassin relativement grand. En commençant ce chapitre sur le mécanisme général, j'ai déclaré que les théories sur les forces, les mouvements mis en usage par la nature pour faciliter la sortie de l'enfant ne pouvaient être étudiés avec profi qu'autant que l'enfant avait son poids normal, et le bassin des diamètres normaux et une forme régulière. Or l'évolution spontanée, comme mode de terminaison de l'accouchement ne peut pas s'observer dans de semblables conditions. Que la chose se passe au terme de la grossesse, comme le dit Cazeaux, cela est possible ; mais s'il s'agit alors d'un enfant resté petit pour d'autres causes, je ne crois pas que l'on puisse

considérer ce fait comme naturel, et que les lois gé-
nérales du mécanisme puissent s'appliquer dans ce
cas.

Toutefois, il est un procédé naturel qui permet au
tronc du fœtus en rapport avec l'orifice de se transformer en présentation du sommet ou du siége, et l'accouchement se termine alors comme dans ces deux
derniers modes que nous avons longuement exami-
nés. Ce fait, qui se passe en entier dans l'utérus et
qui, suivant les auteurs les plus accrédités, doit être
mis sur le compte de la petitesse du fœtus, de sa mobilité dans l'utérus et de contractions partielles de l'u-
térus, peut-il en réalité être considéré comme le premier temps de l'expulsion spontanée du tronc? je ne
le crois pas. On a donné à cette transformation le nom
de version spontanée, que les auteurs ont ensuite divisée en céphalique et pelvienne, suivant que la tête
ou le siége venait succéder à l'épaule en se plaçant au-
dessus de l'orifice utérin.

Je parlerai donc très-brièvement de la version spontanée et de l'évolution spontanée, quoique je considère que ces modes de terminaison tout exceptionnels
sortent un peu du cadre que je me suis tracé; mais je
désire me conformer à l'habitude et compléter par
quelques mots tout ce qui a rapport à l'expulsion de
l'enfant au terme de la grossesse, l'art n'ayant pas à
intervenir.

1° *Evolution spontanée.* — Comme dans toutes les
autres présentations, l'expulsion de l'enfant qui présente un de ses côtés est soumise aux mêmes lois.
Lorsqu'on examine avec soin ce qui se passe dans les

cas très-rares, on retrouve des mouvements analogues à ceux que nous avons étudiés dans les présentations du sommet de la face et du tronc.

C'est en 1785 que pour la première fois Denman signala un certain nombre d'observations qui ont trait les unes à la sortie de l'enfant par évolution spontanée, les autres à la transformation de la présentation dans le sein de la mère, c'est-à-dire à la version spontanée.

Baudelocque dans sa première édition, en 1781, ne peut pas parler des faits rapportés par Denman. Aussi dit-il seulement que lorsque l'on tire sur le bras pour obtenir l'enfant de cette manière, on est sûr de n'arriver à rien de bon, et si cette pratique a réussi quelquefois, on ne pouvait avoir affaire qu'à un enfant très-petit et à un bassin très-grand. Dans une autre édition beaucoup plus jeune, 1838, il parle des observations de Denman et raconte à ce sujet un fait que voici :

Une femme, au terme de sa sixième grossesse, étant accouchée très-heureusement d'un enfant bien portant, mais d'une médiocre grosseur, le 30 mai 1788, ressentit bientôt après des douleurs que l'on prit pour des tranchées, et qui se soutinrent pendant trois jours consécutifs. Un chirurgien appelé à cette époque reconnut qu'il y avait un second enfant dont le bras s'était engagé dans le vagin au point que la main était au dehors, et fit appeler mon frère après avoir fait beaucoup d'efforts infructueux pour aller prendre les pieds. Trouvant alors la femme très-faible, le visage rouge et enflammé, le ventre tendu et plus gros que dans une grossesse ordinaire de neuf mois, la respiration laborieuse, le pouls petit et concentré; et voyant le bras gauche de l'enfant sorti au point que l'épaule débordait les grandes lèvres et que le haut de la poitrine paraissait à la vulve; jugeant d'ailleurs d'après l'état de toutes ces parties que l'enfant était mort, mon frère ne crut pas devoir se mettre en peine de le retourner et préféra l'extraire en tirant avec ménagement sur l'extrémité, ce qu'il obtint sans beaucoup de peine et avec un tel succès pour la femme, qu'elle se rétablit en peu de jours. L'enfant était très-petit et putréfié. Sans de pareilles conditions, l'on n'eût pu terminer l'accouchement de la manière dont on l'a fait, et il aurait fallu retourner l'enfant.

1545. Si cette observation nous montre qu'il est des cas où il convient, pour le bien de la femme, de s'éloigner des règles ordinaires, le *Journal de Médecine* de Londres en fait connaître d'autres qui ont paru mériter bien plus d'attention, puisque les circonstances étant les mêmes, l'enfant a été expulsé par les seuls efforts de la nature et s'est dégagé tantôt en présentant les fesses, tantôt les pieds, quoique le bras fût au dehors depuis plusieurs jours et l'épaule poussée jusqu'à la vulve. Cependant Thomas Denman, qui a communiqué ces faits, et qui en avait déjà recueilli une trentaine en 1785, n'en conclut pas moins que la meilleure manière d'opérer l'accouchement est de retourner l'enfant et de l'amener par les pieds, quand on le peut, dit-il, avec l'espoir de le conserver et sans nuire à la mère. Si le précepte d'opérer l'accouchement de cette manière n'était fondé sur aucun fait, ceux que nous venons de citer suffiraient pour le bien étayer, puisque, de trente enfants qui se sont tournés spontanément dans ces sortes de cas, pour nous servir des expressions de Denman, un seul est venu vivant.

Gardien dit avoir vu un cas à peu près semblable à celui que nous venons de rapporter ; il s'agissait d'un enfant de 7 mois. — Capuron ne s'arrête pas sur ce sujet et Mme Lachapelle dit avoir vu une vingtaine d'exemples d'évolution spontanée, dont les deux tiers ont pour sujet des fœtus nés avant terme. On en trouve, dit-elle, peu d'exemples dans les auteurs. Voici l'exposé du mécanisme :

« Ce mécanisme ne commence jamais qu'après la rupture des membranes, et souvent après le ramollissement putride du fœtus. Alors l'utérus en se contractant agit principalement sur l'extrémité pelvienne, qui, comme nous l'avons vu tout à l'heure, est la partie la plus élevée du fœtus. Cette partie, ainsi déprimée, enfonce vers l'excavation l'épaule et la poitrine, mais la tête ne s'engage pas, et par conséquent le fœtus ne peut sortir dans cette attitude. L'abdomen cède davantage à la pression, sa mollesse le rend susceptible de s'accommoder aux ouvertures du bassin, et force la poitrine d'en sortir pour remonter du côté où se trouvait la tête ; l'abdomen une fois engagé dans l'excavation entraîne facilement l'extrémité pelvienne, toujours poussée par la contraction de l'utérus ; cette extrémité s'enfonce dans le bassin, les fesses s'avancent vers la vulve et l'enfant naît comme si l'extrémité pelvienne se fût présentée de prime abord. »

Velpeau dans son traité de 1829 parle beaucoup de l'évolution spontanée ; mais en définitive c'est la version spontanée qu'il décrit, ce que je ferai voir dans

le paragraphe suivant. Voici maintenant la description
que M. Dubois nous donne de ce phénomène.

M. Dubois dans la description qu'il nous donne de
ce phénomène s'exprime ainsi :

« Position céphalo-iliaque gauche antérieure. Le fœtus est placé diagonalement. La tête répond à la fosse
iliaque gauche, l'épaule au centre du bassin, les fesses
sont dirigées à droite et en arrière. Dans cette position, l'accouchement peut s'effectuer de plusieurs manières ; mais il faut dire d'abord que l'impossibilité
est la règle, sa terminaison spontanée la très-rare
exception.

« Si l'on suppose des contractions énergiques, celles-
ci engageront le fœtus dans l'excavation du bassin.
C'est alors qu'il existe la plus grande analogie entre
ces positions et celles du sommet. En effet, quand la
tête a subi son mouvement de rotation, l'occiput serait représenté par l'épaule et le reste du sommet par
la partie latérale du tronc. L'on verra donc se dégager le côté de la poitrine, le côté proprement dit, les
hanches, puis les fesses, mouvement qui offre la plus
grande analogie avec le mouvement d'extension de la
tête dans la présentation du sommet. Tel est le mode
de terminaison de l'accouchement que Denman a
nommé évolution spontanée, et qui a été signalée par
cet auteur en 1772. La tête et un des bras rentrent
dans la matrice et en sortent comme dans la présentation des extrémités inférieures. Denman avait pensé
que le bras qui se présentait à la vulve rentrait dans
l'intérieur de l'utérus ; de là le nom d'évolution spontanée qu'il a donné à ce mode de terminaison de l'accouchement dans les positions du tronc. Les autres

positions se comprennent facilement ; pour cette raison, il est inutile d'y insister. Non-seulement l'évolution spontanée est un fait exceptionnel, mais encore il
doit entraîner les plus fâcheux résultats pour la mère
et pour l'enfant. Un médecin allemand admet que cette
circonstance est grave pour l'enfant, mais non pour
la mère, « car, dit-il, le travail ne dure pas ordinairement plus de six heures. » Il faut croire que les 6 ou
7 faits observés par ce médecin étaient autant d'exceptions, car la durée du travail, dans ces cas, est
beaucoup plus considérable qu'il ne l'annonce. Cependant, l'évolution spontanée n'est pas grave pour
la mère et pour l'enfant dans tous les cas. Ainsi, la
présence de deux enfants dans l'utérus prédispose à
une présentation de l'épaule pour le deuxième enfant.
Alors, comme les voies sont préparées, l'accouchement
est plus facile ; mais il faut cette circonstance.

On peut, dans l'évolution spontanée, considérer
6 temps comme dans toutes les autres présentations.

1ᵉʳ *temps. A moindrissement.* Aussitôt après la rupture
des membranes les parties diminuent de volume à
cause de la compression à laquelle elles sont soumises.
Comme on le voit, ce premier temps est le même que
celui que nous avons étudié partout.

2ᵉ *temps. Descente.* Les contractions utérines agissent à la fois sur le siége et sur la tête et forcent l'é-
paule qui est en rapport avec l'orifice à s'y engager
et à parcourir l'excavation. Le bras qui dans ces cas
est toujours en procidence traverse l'orifice vulvaire
et pend en dehors des organes génitaux.

3ᵉ *temps. Rotation interne.* Lorsque la tête est encéphalo-iliaque gauche antérieure, la partie latérale du cou s'appuie contre l'enceinte osseuse antérieure, et comme la contraction la chasse en bas et en avant, mais qu'elle ne peut descendre, elle glisse derrière la branche horizontale du pubis et la symphyse pubienne en exécutant un mouvement de rotation de droite à gauche. La convexité du tronc se met alors en rapport avec la face extérieure du sacrum et la gouttière périnéale.

Lorsque la tête est à droite et en arrière la même chose se passe : la tête est encore chassée en bas en en avant ; elle glisse sur le rebord du détroit supérieur, devient transversale, puis antérieure comme précédemment, le tronc de son côté décrit un mouvement en sens inverse.

4ᵉ *temps. Dégagement.* L'épaule reste immobile au-dessous de la symphyse pubienne retenue là par la tête qui ne peut descendre ni s'avancer, et le tronc glisse en dessous, au devant de la commissure inférieure de la vulve jusqu'à ce qu'il soit entièrement dégagé.

5ᵉ *temps. Rotation externe.* Ce temps manque le plus souvent, car la tête passe dans l'excavation qui vient d'être tellement distendue en tous sens, que les frottements n'existent pour ainsi dire plus. En outre, comme les faits ne se rencontrent guère que sur de petits enfants, la tête n'a pas besoin de tourner pour mettre son grand diamètre en rapport avec ceux de la vulve.

*6ᵉ temps. **Dégagement de la tête**. Ce temps, pour les
mêmes raisons, s'exécute sans aucune difficulté.*

Tel est le mécanisme de l'évolution spontanée réduit à sa plus grande simplicité, mécanisme qui con-
state la similitude de tous les phénomènes de l'accouchement spontané quelle que soit la présentation.

2° *Version spontanée*. — La version spontanée est
la transformation d'une présentation de l'épaule en
présentation du sommet ou du siége, cette opération
se passant dans l'utérus.

J'indique avec soin cette dernière observation parce
que quelques auteurs ont certainement confondu la
version spontanée avec l'évolution. En effet, ils pro-
duisent des observations dans lesquelles on voit l'é-
paule engagée, le bras étant sorti, rester dans le bassin, refoulée dans un des côtés de l'excavation, et la
tête se faire jour de l'autre côté pour sortir à la vulve.
Ces cas, en effet, ne sont autre chose que des exemples
d'évolution spontanée; ajoutons qu'ils ne se rencontrent que sur des avortons le plus souvent macérés et
même putréfiés qui peuvent se plier à toutes les sail-
lies du bassin. Les trois cas rapportés par Fabrice de
Hilden sont dans ce genre. Quant aux observations
de Denman, nul doute que ce soient également des
exemples d'évolution spontanée. Velpeau seul rapporte une véritable observation de version spontanée.
Voici le fait :

«Une jeune femme enceinte pour la première fois
entra à l'hôpital de l'École de médecine, au mois d'août
1825, à 10 heures du matin. Le col était encore peu
dilaté; toutefois je pus reconnaître l'épaule gauche en
seconde position. Les eaux ne s'écoulèrent qu'à 3 heu-

res de l'après-midi. Quatre élèves déjà instruits pratiquèrent le toucher et reconnurent comme moi la présentation de l'épaule. Je ne voulus pas aller à la recherche des pieds, je n'étais pas sans quelque confiance dans les assertions de Denman. Les douleurs n'étaient ni très-fortes ni très-fréquentes. A 8 heures, l'épaule est sensiblement déjetée vers la fosse iliaque gauche, et je pus facilement sentir l'oreille à droite. A 11 heures, la tempe est presque au centre de l'orifice ; l'énergie des contractions est augmentée, et le col est complétement effacé. A minuit, le vertex s'abaisse, la tête s'engage et dans l'espace d'une heure l'enfant est expulsé en position occipito-cotyloïdienne droite. »

Merriman en rapporte un autre cas :

« Une femme éprouva les douleurs de l'enfantement le 16 juin 1806 ; presqu'au même instant, elle perdit un peu d'eau. Dès lors, les douleurs revinrent à des intervalles éloignés. Toute la partie postérieure du bassin était remplie par une tumeur globuleuse qui empêchait le doigt de se diriger vers le coccyx et le sacrum. En suivant la surface de cette tumeur, il se portait vers le pubis, où il pouvait atteindre la crête pubienne ; mais il ne pouvait trouver le col utérin ni là ni ailleurs. En introduisant le doigt dans le rectum, il semblait que la tumeur était formée par l'utérus à travers la paroi duquel on sentait quelque partie volumineuse du fœtus, mais sans pouvoir distinguer si c'était la tête ou les fesses. Le 4e jour, la tumeur présentait la même forme et le même volume, s'étant toutefois rapprochée du périnée et marquant complétement la face antérieure du sacrum. Le jour suivant, on aperçut un changement très-remarquable dans la situation de la tumeur. Les douleurs étant devenues plus énergiques, la partie postérieure se porta un peu plus en arrière, tandis que la tête du fœtus fortement aplatie et dans un état de putréfaction, était poussée en bas entre le pubis et la tumeur utérine. Après quelques fortes douleurs, la tumeur remonta au-dessus du détroit supérieur et ne put plus être sentie ; il fut alors facile de distinguer le col de l'utérus, qui était encore fort élevé. On pratiqua la perforation du crâne et après quelques douleurs aidées de tractions, le fœtus fut expulsé. On ne saurait douter que la tumeur ne fût formée par l'épaule qui a fini à la longue par être remplacée le vertex.

Voici des cas assez nets de version spontanée. Ils sont très-rares et M. Velpeau n'a pu en réunir que 18 cas qui sont presque tous ceux publiés. Hâtons-nous de dire que la plupart se rapportent à des avortons souvent même putréfiés. Mais on conçoit cependant que ce résultat puisse être obtenu sur des enfants d'un poids normal ; la version spontanée n'engageant pas, le plus souvent, l'épaule dans le bassin, le changement de position se fait en entier dans l'utérus.

Une autre sorte de version spontanée consiste dans la descente du siége qui vient sortir le premier à la vulve. Mais, pour qu'il y ait version spontanée, il est nécessaire que le moignon de l'épaule remonte dans l'utérus, autrement si cette partie reste engagée dans l'excavation, le siége pour arriver à la vulve doit glisser sur le tronc plié en deux, ce qui n'est qu'une forme d'évolution se passant dans l'excavation. Aussi les observation de version dans ces conditions-là sont très-rares et celles que M. Jacquemier rapporte à Denman et à Mme Lachapelle sont-elles de véritables évolutions ; je ne cite que ces paroles de la célèbre sage-femme à l'appui de mon opinion. « Cette partie ainsi déprimée (le siége) enfonce vers l'excavation l'épaule et la poitrine, etc.» Ce n'est donc pas là une version, puisque les parties s'engagent de plus en plus, et si le siége sort le premier, c'est qu'il exécute, comme je l'ai dit, un mouvement de glissement sur le tronc.

Quelles sont les causes de la version spontanée? Par quel mécanisme s'opère cette transformation ? C'est là une question difficile à résoudre. On a invoqué la mobilité du fœtus dans l'utérus : cela peut être vrai, mais alors il faut admettre que la poche des eaux soit intacte; autrement, comme le moignon de l'épaule ne bouche que très-imparfaitement l'orifice, toutes les eaux s'écouleront, et la mobilité ne peut être invoqué. Or, il est souvent bien difficile d'affirmer son diagnostic dans les présentations du tronc avant la rupture des membranes ; les parties sont très-élevées, difficilement accessibles, et l'on peut croire à une version spontanée, là où il n'y a eu en réalité qu'une erreur de diagnostic.

On a également parlé des contractions partielles de l'utérus, déjà invoquées par les Allemands pour expliquer la procidence du cordon. Ces contractions, qui pourraient siéger sur l'un ou l'autre côté de l'utérus repousseraient ainsi du côté opposé, soit le siége, soit la tête, en chassant le moignon de l'épaule de la place qu'il occupait à l'orifice utérin. Quelle que soit la valeur de cette explication, je la préfère à l'opinion qui place la cause de la transformation dont nous nous occupons dans les mouvements propres du fœtus excité, disent les auteurs, par les contractions utérines.

En un mot, ces faits sont trop rares pour que l'on puisse reconnaître la cause qui les produit et le mé-canisme par lequel ils s'exécutent.

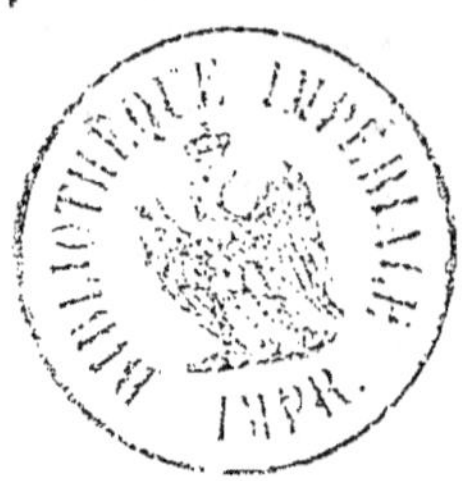

TABLE DES MATIÈRES

DEUXIÈME PARTIE : Mécanisme dans les différentes présentations.

Paris. A. Parent, imprimeur de la Faculté de Médecine, rue Mr-le-Prince, 31.